A VIDA
FELIZ

SÊNECA

A VIDA FELIZ

Tradução
Fábio Meneses Santos

Principis

Esta é uma publicação Principis, selo exclusivo da Ciranda Cultural
© 2021 Ciranda Cultural Editora e Distribuidora Ltda.

Traduzido do inglês
*Seneca's morals of a happy life,
benefits, anger and clemency*

Texto
Sêneca

Tradução
Fábio Meneses Santos

Preparação
Walter Sagardoy

Revisão
Fernanda R. Braga Simon

Produção editorial
Ciranda Cultural

Diagramação
Fernando Laino | Linea Editora

Design de capa
Ana Dobón

Imagens
Fran_kie/shutterstock.com;
Simple Line/shutterstock.com

Traduzido a partir da versão em inglês de Sir Roger L'Estrange.

Dados Internacionais de Catalogação na Publicação (CIP) de acordo com ISBD

S475v	Sêneca
	A vida feliz / Sêneca ; traduzido por Fábio Meneses Santos. - Jandira, SP : Principis, 2021.
	160 p. ; 15,5cm x 22,6cm. – (Clássicos da literatura mundial)
	Tradução de: Seneca's morals of a happy life, benefits, anger and clemency
	ISBN: 978-65-5552-288-4
	1. Filosofia. 2. Sêneca. I. Santos, Fábio Meneses. II. Título. III. Série.
2021-75	CDD 170
	CDU 17

Elaborado por Vagner Rodolfo da Silva - CRB-8/9410

Índice para catálogo sistemático:
1. Filosofia : Sêneca 170
2. Filosofia : Sêneca 17

1ª edição em 2021
www.cirandacultural.com.br
Todos os direitos reservados.
Nenhuma parte desta publicação pode ser reproduzida, arquivada em sistema de busca ou transmitida por qualquer meio, seja ele eletrônico, fotocópia, gravação ou outros, sem prévia autorização do detentor dos direitos, e não pode circular encadernada ou encapada de maneira distinta daquela em que foi publicada, ou sem que as mesmas condições sejam impostas aos compradores subsequentes.

SUMÁRIO

De uma vida feliz, e no que ela consiste 7

A felicidade humana é fundada na sabedoria e na virtude; mas, primeiro, na sabedoria 11

Não pode haver felicidade sem virtude 16

A filosofia é o guia da vida 25

A força dos preceitos 33

Nenhuma felicidade é como a paz da consciência 41

Um homem bom nunca pode ser infeliz, nem um homem mau, feliz 46

A devida contemplação da providência divina é a cura certa para todo o infortúnio 51

Da leviandade da mente e outros impedimentos de uma vida feliz.....58

Aquele que estabelece o seu descanso sobre contingências nunca estará em repouso 65

Uma vida sensual é uma vida triste 71

Avareza e ambição são insaciáveis e incansáveis 78

Esperança e medo são a ruína da vida humana 84

É de acordo com a estimativa verdadeira ou falsa das coisas que somos felizes ou infelizes 88

As bênçãos da temperança e moderação 92

A constância de pensamento dá reputação ao homem e o faz feliz, apesar de todos os infortúnios.. 100

Nossa felicidade depende em grande medida da escolha de nossas companhias.. 109

As bênçãos da amizade... 114

Aquele que estiver feliz deve levar em conta o seu tempo 119

Feliz é o homem que pode escolher seu próprio negócio 126

O desprezo pela morte torna todas as misérias da vida fáceis para nós.. 132

Consolo contra a morte, da providência e da necessidade dela 140

Contra a tristeza imoderada pela morte dos amigos 145

Consolo contra o banimento e a dor física 151

A pobreza, para um homem sábio, é mais uma bênção do que um infortúnio 155

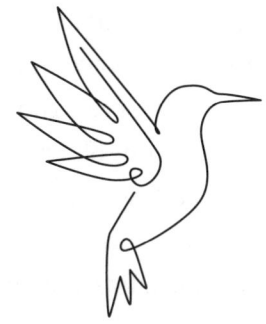

DE UMA VIDA FELIZ, E NO QUE ELA CONSISTE

Não há nada neste mundo, talvez, que seja mais falado e menos compreendido do que o assunto de uma vida feliz. É o desejo e o desígnio de todo homem; e, no entanto, nem um entre mil sabe em que consiste essa felicidade. Vivemos, entretanto, em uma busca cega e ávida por ela; e quanto mais pressa colocamos na direção errada, mais longe estamos ao final de nossa jornada. Vamos, portanto, primeiro considerar "o que é e aonde devemos chegar"; e, em segundo lugar, "qual é a maneira mais rápida de alcançá-la". Se estivermos certos, descobriremos a cada dia o quanto melhoramos; mas, se seguirmos o chamado ou a trilha das pessoas que estão fora do caminho, podemos contar em seguirmos perdidos e continuar nossos dias vagando no erro. Portanto, é muito importante levarmos conosco um guia hábil; pois não acontece aqui, como em outras viagens, onde a estrada nos conduz ao nosso lugar de repouso; ou, se por acaso um homem se desviar, onde os habitantes o possam reconduzir ao caminho: mas, ao contrário, a estrada mais conhecida aqui é a mais perigosa, e o povo, em vez de nos ajudar, nos desencaminha.

Não sigamos, portanto, como os animais, mas antes nos governemos pela razão do que pelo exemplo. Ele nos acompanha na vida humana como em um exército derrotado; um tropeça primeiro, depois outro caindo sobre ele, e assim sucessivamente, um olhando só para a nuca do outro, até que todo o campo se torne apenas um amontoado de desvalidos. E o mal é "que o grosso da multidão o carrega contra a verdade e a justiça", de modo que devemos deixar a multidão se quisermos ser felizes, pois a questão de uma vida feliz não deve ser decidida por uma votação; não, tão longe disso, que a pluralidade de vozes ainda é um argumento daquele que se equivoca; as pessoas comuns acham mais fácil acreditar do que julgar e se contentam com o que é trivial, nunca avaliando o que é bom ou não. Por pessoas comuns entendam o homem nobre, tanto quanto o de sapatos remendados: pois eu não os distingo com os olhos, mas pela mente, que é o juiz adequado do homem. A felicidade mundana, eu sei, deixa a cabeça tonta; mas, se alguma vez um homem se voltar para si mesmo, ele confessará que "tudo o que ele tenha feito, deseja que pudesse ser desfeito"; e que "as coisas que ele temia um dia eram bem melhores do que aquelas pelas quais ele rezava".

A verdadeira felicidade da vida é estar livre de perturbações, compreender nossos deveres para com Deus e os homens: desfrutar o presente sem nenhuma dependência ansiosa do futuro. Não para nos distrairmos com esperanças ou temores, mas para ficarmos satisfeitos com o que já temos, que é abundantemente suficiente; pois aquele que assim procede não deseja mais nada. As grandes bênçãos da humanidade estão dentro de nós e ao nosso alcance; mas, se fechamos os olhos, como pessoas no escuro tropeçamos exatamente naquilo que procuramos e continuamos sem encontrá-lo. "A tranquilidade é uma certa equalização do espírito, que nenhuma condição de destino pode exaltar ou deprimir." Nada pode torná-la menor, pois é o estado de perfeição humana: ela nos leva tão alto quanto podemos atingir e torna cada homem seu próprio suporte, ao passo que aquele que é sustentado por qualquer outra coisa pode cair. Aquele que julga corretamente e persevera nisso goza de uma calma perpétua: ele consegue uma perspectiva verdadeira das coisas; ele observa uma ordem, uma medida e um decoro em todas as suas ações; ele tem uma benevolência em sua natureza; ele enquadra sua vida de acordo com a razão; e atrai para si amor e admiração. Sem um julgamento correto e imutável, todo o resto é apenas flutuação, mas "aquele que sempre deseja e despreza a mesma coisa, sem dúvida, está correto". A liberdade e a serenidade de espírito devem necessariamente resultar do domínio daquelas coisas que nos atraem ou nos assustam; em vez desses prazeres extravagantes (que mesmo na melhor das hipóteses são vãos e prejudiciais quando combinados), devemos estar possuídos por alegria transbordante e eterna.

Deve ser uma mente firme o que torna o homem feliz; deve haver constância sob quaisquer condições, cuidado com as coisas deste mundo, mas sem problemas; e tal é a indiferença pelas generosidades do destino que, seja com elas, seja sem elas, podemos viver contentes. Não deve haver lamentação, nem discussão, nem preguiça, nem medo, pois eles causam discórdia na vida de um homem. "Aquele que teme, serve." A alegria de um homem sábio permanece firme, sem interrupção; em todos os lugares, em todos os momentos, e sob qualquer condição, seus pensamentos são alegres e tranquilos. Como nunca entrou nele, vinda de fora, então nunca o deixará; mas nasce dentro dele e torna-se indissociável dele. É uma vida solícita que é estimulada pela esperança em qualquer coisa, embora nunca seja tão aberta e fácil; não, embora um homem nunca deva sofrer qualquer tipo de decepção. Não digo isso para impedir o gozo justo dos prazeres lícitos, nem para barrar a suave sedução das expectativas razoáveis: mas, pelo contrário, gostaria que os homens estivessem sempre de bom humor, contanto que esse bom humor tivesse origem em suas próprias almas e fosse cultivado em seus próprios seios. Outros prazeres são triviais; podem relaxar os semblantes, mas não preenchem nem afetam o coração. "A verdadeira alegria é um movimento sereno e sóbrio"; e estão miseravelmente enganados aqueles que tomam o riso farto pela verdadeira alegria. Sua origem é interna, e não há alegria como a resolução de uma mente corajosa, que tem o destino sob seus pés. Aquele que encara a morte e lhe dá boas-vindas, que abre sua porta para a pobreza e refreia seus apetites, este é o homem a quem a Providência colocou no comando das delícias invioláveis. Os prazeres do homem vulgar são infundados, fracos e superficiais, mas os dos outros são sólidos e eternos. Como o próprio corpo, que é mais uma coisa necessária do que uma grande coisa, o conforto a ele relacionado é apenas temporário e vão; além disso, sem uma moderação extraordinária, seu fim é apenas a dor e o arrependimento; ao passo que uma consciência pacífica, os pensamentos honestos, as ações virtuosas e uma indiferença por eventos comuns são bênçãos sem fim, sem saciedade ou medida. Esse estado de felicidade consumado é apenas uma submissão aos ditames da correta natureza; "Sua base são a sabedoria e a virtude, o conhecimento do que devemos fazer e a conformidade da vontade com esse conhecimento".

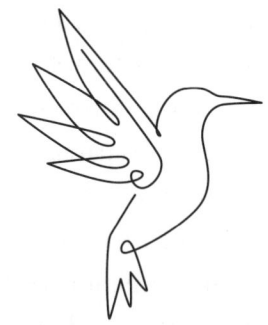

A FELICIDADE HUMANA É FUNDADA NA SABEDORIA E NA VIRTUDE; MAS, PRIMEIRO, NA SABEDORIA

Assumindo que a felicidade humana se baseia na sabedoria e na virtude, trataremos desses dois pontos na ordem em que se encontram: e, primeiro, da sabedoria; não na latitude de suas várias operações, mas pela consideração que tem pela boa vida e pela felicidade da humanidade.

A sabedoria é o entendimento correto, uma faculdade de discernir o bem do mal; o que deve ser escolhido e o que deve ser rejeitado; um julgamento baseado no valor das coisas, e não na opinião comum sobre elas; uma igualdade de forças e um poder de decisão. Ela zela por nossas palavras e ações, leva-nos à contemplação das obras da natureza e nos torna invencíveis diante do bom ou do mau destino. É grande e espaçosa, e requer muito espaço para ser trabalhada; vasculha o céu e a terra; tem por objeto coisas passadas e futuras, transitórias e eternas. Ela examina todas as circunstâncias do tempo; "O que é, quando começou e por quanto tempo continuará: e assim também para a mente; de onde veio; do que se trata; quando começa; quanto tempo dura; se passa ou não de uma forma para outra, ou se serve apenas a uma forma e vagueia quando nos deixa; se ela permanece em um estado de separação, e qual a ação decorrente disso; que uso faz de sua liberdade; se retém ou não a memória de coisas passadas, e se chega ao conhecimento de si mesma". É o hábito de uma mente perfeita, e a perfeição da humanidade, elevada tão alto quanto a Natureza pode carregá-la. Diferencia-se da filosofia como a avareza e o dinheiro; uma deseja e a outra é desejada; uma é o efeito e a recompensa da outra. Ser sábio é usar a sabedoria, como ver é usar os olhos, e falar é usar da eloquência. Aquele que é perfeitamente sábio é perfeitamente feliz; não, o próprio despertar da sabedoria torna a vida mais fácil para nós. Tampouco é suficiente saber disso, a menos que o gravemos em nossas mentes por meio da meditação diária, e assim transformando a boa vontade em um bom hábito. E devemos praticar o que pregamos: pois a filosofia não é assunto para ostentação popular; nem repousa em palavras, mas em ações. Não é um entretenimento levado como um deleite, ou para dar um sabor adicional ao nosso lazer; mas habitua a mente, governa nossas ações, diz-nos o que devemos fazer e o que não devemos fazer. Ela está no leme e nos guia por todos os perigos; não, não podemos estar seguros sem ela, pois cada hora vivida nos dá a oportunidade de fazer uso dela. Informa-nos em todos os deveres da vida: piedade para com nossos pais, fé para com nossos amigos, caridade para com os miseráveis, julgamento nos conselhos; dá-nos a paz por não temer nada e a riquezas por não cobiçar nada.

Não há condição de vida que impeça um homem sábio de cumprir seu dever. Se o seu destino for bom, ele o fortalece; se for ruim, ele o domina; se ele possui uma propriedade, ele exercerá sua virtude com abundância; se não tiver nenhuma, o fará na pobreza; se ele não pode fazer isso em seu país, ele o fará no exílio; se ele não tem condições para o comando, ele o fará no ofício de um soldado comum. Algumas pessoas têm a habilidade de recuperar o mais feroz dos animais; farão um leão abraçar seu cuidador, um tigre beijá-lo e um elefante se ajoelhar diante dele. Este é o caso de um homem sábio nas mais extremas dificuldades: que nunca sejam tão terríveis em si mesmas; quando chegam até ele uma vez, são perfeitamente domadas.

Aqueles que atribuem a invenção da lavoura, arquitetura, navegação, etc. a homens sábios, podem porventura estar certos, que foram inventados por homens sábios como homens sábios; pois a sabedoria não ensina nossos dedos, mas as nossas mentes: tocar e dançar, armamentos e fortificações eram obras do luxo e da discórdia; mas a sabedoria nos instrui no caminho da natureza e nas artes da unidade e da concórdia, não nos instrumentos, mas no governo da vida; não para nos fazer viver apenas, mas para vivermos felizes. Ela nos ensina quais coisas são boas, quais coisas são más e quais apenas aparentam ser uma coisa ou outra; e a distinguir entre a verdadeira grandeza e a falsidade. Ela limpa nossas mentes de impurezas e vaidade; ela eleva nossos pensamentos ao céu e pode nos levar ao inferno: ela discorre sobre a natureza da alma, seus poderes e faculdades; os primeiros princípios das coisas; a ordem da Providência: ela nos exalta das coisas corporais às coisas incorpóreas e recupera a verdade de tudo: ela busca a Natureza, regula a vida; e nos diz: "Que isso não é suficiente para Deus, a menos que lhe obedeçamos": ela vê todos os acidentes como atos da Providência: dá o verdadeiro valor das coisas; livra-nos de falsas opiniões e condena todos os prazeres associados ao arrependimento. Ela não permite que nada que seja bom não o seja para sempre; que nenhum homem seja feliz, que não precise de outra felicidade senão a que tem dentro de si. Esta é a felicidade da vida humana; uma felicidade que não pode ser corrompida nem extinta: ela investiga a natureza dos céus, a influência das estrelas; quão profundamente elas operam em nossas mentes e corpos: quais os pensamentos, que, embora não formem nossos modos, ainda nos elevam e nos dispõem para coisas gloriosas.

Todos concordam que "a razão correta é a perfeição da natureza humana", e a sabedoria, apenas o seu ditame. A grandeza que surge dela é sólida e inabalável, as resoluções da sabedoria, sendo livres, absolutas e constantes; ao passo que a loucura nunca fica satisfeita com a mesma coisa, muda constantemente de conselhos e fica logo farta de si mesma. Não pode haver felicidade sem constância e prudência, pois um homem sábio deve escrever sem rasuras, e do que ele gosta uma vez deve aprovar para sempre. Ele não admite nada que seja mau ou escorregadio, mas marcha sem cambalear ou tropeçar, e nunca se surpreende; ele vive sempre fiel e firme a si mesmo e, aconteça o que acontecer com ele, esta grande artífice de ambos os destinos torna-se uma vantagem; aquele que recusa e hesita ainda não está completo; mas, onde quer que a virtude se interponha, deve haver concórdia e consentimento de ambas as partes; pois todas as virtudes estão de comum acordo, assim como todos os vícios estão em desacordo. O sábio, em qualquer condição em que se encontre, ainda será feliz, pois submete todas as coisas a si próprio, porque se submete à razão e governa suas ações por conselhos, não por paixões.

Ele não é abalado pela grande violência do destino, nem com os extremos do fogo e da espada; ao passo que um tolo tem medo de sua própria sombra e se surpreende com acidentes ou doenças, como se todos estivessem dirigidos para ele. Ele não faz nada de má vontade, pois tudo o que se faz necessário ele o faz por sua própria escolha. Ele pondera consigo mesmo sobre o escopo e o fim certos da vida humana: ele segue o que o conduz pela vida e evita o que pode atrasá-lo. Ele está contente com sua sorte, seja ela qual for, sem desejar o que não tem, embora, entre os dois, ele preferisse ter abundância a desejos. O grande negócio de sua vida, como o da natureza, é realizado sem tumulto ou barulho. Ele não teme o perigo ou o provoca, mas por sua cautela, não por falta de coragem; para o cativeiro, as feridas e as correntes, ele apenas os encara como um terror falso e linfático. Ele não finge para passar por tudo o que aceita fazer, mas faz bem o que decide fazer. As artes são apenas criadas; a sabedoria está no comando, e, onde a matéria falha, a culpa nunca é do trabalhador. Ele é cauteloso nos casos duvidosos, na prosperidade é temperado e é decidido na adversidade, ainda fazendo o melhor em todas as condições, e aproveitando todas as ocasiões para torná-las úteis ao seu destino. Alguns acidentes podem ocorrer, que confesso que podem afetá-lo, mas não o derrubar, como as dores corporais, a perda de filhos e de amigos, a ruína e a desolação da pátria de um homem. Somente alguém feito de pedra ou de ferro para não ser sensível a essas calamidades; além disso, não seria virtude suportá-los se um corpo não os pudesse sentir.

Existem três graus de proficiência na escola de sabedoria. Os primeiros são aqueles que a enxergam, mas não estão à sua altura: eles aprenderam o que devem fazer, mas não colocaram seu conhecimento em prática; já passaram do risco de uma recaída, mas ainda têm os sintomas da doença, embora estejam fora do perigo dela. Por doença entendo uma obstinação no mal, ou um mau hábito, que nos torna excessivamente ávidos por coisas que ou não são muito desejáveis ou ainda totalmente indesejáveis. Os do segundo tipo são aqueles que sujeitaram seus apetites por um período, mas ainda temem recuar. Um terceiro tipo são aqueles que estão livres de muitos vícios, mas não de todos. Não são cobiçosos, mas talvez sejam coléricos; nem luxuriosos, mas talvez ambiciosos; eles são firmes o suficiente em alguns casos, mas fracos o suficiente em outros: há muitos que desprezam a morte, mas ainda assim se encolhem de dor. Há diversidade nos sábios, mas não há desigualdades: um é mais afável, outro mais pronto, um terceiro fala melhor; mas a felicidade em todos eles é idêntica. É nesse, como nos corpos celestes, que existe certo estado de grandeza.

Nos assuntos civis e domésticos, um homem sábio pode necessitar de conselhos, como os de um médico, de um advogado ou de um consultor; mas, em assuntos maiores, a bênção dos homens sábios repousa na alegria que eles obtêm na comunicação de suas virtudes. Se nada mais houvesse nele, o homem se dedicaria à sabedoria, porque ela o acomoda em perfeita tranquilidade de espírito.

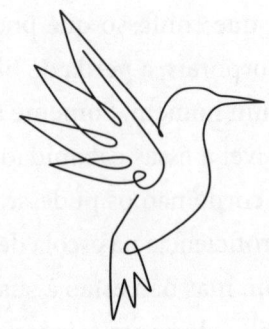

Não pode haver felicidade sem virtude

A virtude é aquele bem perfeito que é o complemento de uma vida feliz; a única coisa imortal que pertence à mortalidade; é o conhecimento dos outros e de si mesmo, é uma grandeza de espírito invencível, que não deve ser elevada ou descartada com boa ou má sorte. É sociável e gentil, livre, estável e destemida, contente em si mesma, cheia de inesgotáveis delícias e é valorizada por si própria. Pode-se ser um bom médico, um bom governador ou um bom gramático sem ser um bom homem, de modo que todas as coisas externas sejam apenas acessórios, pois o assento da virtude é uma mente pura e santa. Consiste em uma congruência de ações que nunca podemos esperar enquanto estivermos distraídos por nossas paixões: não obstante, um homem pode ser autorizado a mudar de cor e semblante e ter a impressão de que são um tipo de força natural que age sobre o corpo, e que não estão sob o domínio da mente; mas durante todo esse tempo tendo-o sob julgamento firme, ele agirá com determinação e ousadia, sem vacilar entre os movimentos de seu corpo e os de sua mente.

Não é uma coisa indiferente, eu sei, se um homem se deita à vontade em uma cama, ou atormentado em uma roda de tortura; ainda assim, a primeira pode ser a pior das duas situações, se ele sofrer a segunda com honra e desfrutar da primeira com infâmia. Não é a matéria, mas a virtude, que torna a ação boa ou má; e aquele que é conquistado em triunfo pode ser ainda maior do que seu conquistador.

Quando chegamos a valorizar nossa carne acima de nossa honestidade, estamos perdidos: ainda assim, eu não pressionaria ao falar sobre os perigos; não, nem mesmo quanto aos seus inconvenientes, a menos que o homem e a fera entrem em competição; e, em tal caso, em vez de perder meu crédito, minha razão ou minha fé, eu correria até o meu limite.

É grande bênção ter pais afetuosos, filhos zelosos e viver sob um governo justo e bem organizado. Ora, não seria problema mesmo para um homem virtuoso ver seus filhos massacrados diante de seus olhos, seu pai feito escravo, e seu país invadido por um inimigo bárbaro? Há uma grande diferença entre a simples perda de uma bênção e a ocorrência de um grande mal que venha a substituí-la, indo muito além. A perda da saúde é seguida pela doença, e a perda da visão, pela cegueira; mas isso não se aplica à perda de amigos ou dos filhos, em que há algo, ao contrário, para suprir essa perda: isto é, a virtude, que preenche a mente e tira o desejo do que não temos mais. O que importa se a água for interrompida ou não, desde que a fonte esteja segura? Seria um homem o mais sábio por ter uma multidão de amigos, ou o mais tolo por perdê-los? Então, não seria ele nem o mais feliz nem o mais deplorável. Uma vida curta, a tristeza e a dor são ascensões que não têm nenhum efeito sobre a virtude. Ela consiste na ação, e não nas coisas que fazemos; na escolha em si, e não no seu tópico principal. Não é um corpo ou saúde desprezível, nem pobreza, infâmia ou escândalo que podem obscurecer as glórias da virtude; mas um homem pode vê-la através de todas as contrariedades: e aquele que olha diligentemente para o estado de um homem perverso verá o cancro em seu coração, através de todos os esplendores falsos e deslumbrantes de grandeza e fortuna. Descobriremos então nossa imaturidade ao colocar nosso coração em coisas triviais e desprezíveis e ao vender nosso próprio país e nossos pais por uma pechincha. E qual é a diferença (em efeito) entre velhos e crianças, a não ser que os primeiros lidam com pinturas e estátuas, e os outros, com bebês, de modo que nós mesmos somos apenas os tolos mais caros na sociedade?

Se alguém pudesse realmente enxergar a mente de um homem bom, como é ilustrada com a virtude; a beleza e a majestade disso, que é uma dignidade, não tanto para ser pensada sem amor e veneração; um homem não se abençoaria com a visão de tal objeto, como se encontrasse um poder sobrenatural; um poder assim milagroso, que seja uma espécie de encanto sobre as almas daqueles que são verdadeiramente afetados por ele. Há uma graça e autoridade tão maravilhosas nisso que até mesmo o pior dos homens a aprovaria e se estabeleceria para a reputação de ser considerado virtuoso. Eles realmente desejam os frutos e os lucros da maldade; mas eles odeiam e se envergonham por ser responsabilizados por eles. É por uma impressão da Natureza que todos os homens têm uma reverência pela virtude; eles sabem disso e têm respeito por ela, embora não a ela; ou melhor, pelo disfarce de sua própria maldade, eles a chamam erroneamente de virtude. Seus ferimentos eles chamam de bênçãos e esperam que um homem lhes agradeça por terem feito mal a ele; eles encobrem suas mais notórias iniquidades com um pretexto de justiça.

Aquele que rouba na estrada prefere encontrar seu butim a tomá-lo à força; pergunte a qualquer um dos que vivem da rapina, da fraude, da opressão se não prefeririam desfrutar de uma fortuna obtida honestamente, e suas consciências não permitirão que neguem. Os homens são cruéis apenas para provar sua vilania; pois, ao mesmo tempo que a cometem, eles a condenam; mais ainda, tão poderosa é a virtude, e tão graciosa é a Providência, que todo homem tem uma luz criada dentro de si como uma guia, que nós, todos nós, vemos e reconhecemos, embora não a busquemos. É isso que torna o prisioneiro sob a tortura mais feliz do que o carrasco, e a doença melhor do que a saúde, se a suportamos sem ceder ou nos lamentar; é isso que vence a má sorte e modera o bem, pois marcha entre um e outro, com igual desprezo por ambos. Ela transforma (como o fogo) todas as coisas em si mesmas, nossas ações e nossas amizades são tingidas com ela, e tudo o que toca se torna amável.

Aquilo que é frágil e mortal aparece e some, cresce, deteriora-se e varia sua aparência; mas o estado de coisas divinas é sempre o mesmo; e assim é a virtude, deixe o problema ser como for. Nunca é pior pela dificuldade da ação, nem é melhor pela sua facilidade. É sempre a mesma, tanto no homem rico como no homem pobre; em um homem doente como em um são; em um forte como em um fraco; a virtude dos sitiados é tão grande quanto a dos sitiantes. Existem algumas virtudes, eu confesso, que não podem faltar a um homem bom, mesmo assim ele preferia não ter nenhuma oportunidade para usá-las. Se houvesse alguma diferença, eu preferiria as virtudes da paciência às do prazer; pois é mais corajoso superar as dificuldades do que moderar nossos prazeres. Mas, embora o assunto da virtude possivelmente seja contra a natureza, a ponto de ser queimado ou ferido, a própria virtude, de uma paciência invencível, está de acordo com a Natureza. Pode parecer, talvez, que prometemos mais do que a natureza humana é capaz de realizar; mas falamos com relação à mente, e não ao corpo.

Se um homem não vive de acordo com suas próprias regras, é algo que carece de meditações virtuosas e bons propósitos, mesmo sem a devida ação correspondente; a simples aventura de ser bom já é generosa, e a mera proposta de um percurso de vida respeitável está além da capacidade da fragilidade humana de realizar. Ainda há algo honrado na injustiça; não, na sua contemplação isenta. Eu receberia minha própria morte com a mesma tranquilidade que receberia a de outro homem; eu teria o mesmo pensamento, quer fosse eu rico ou pobre, quer ganhe ou perca neste mundo; o que tenho não pouparei sordidamente nem desperdiçarei prodigamente, e contarei com os benefícios merecidos como a parte mais justa de minhas posses: não os avaliando por número ou peso, mas pelo proveito e estima de quem os recebe; responsabilizando-me em nunca empobrecer por aquilo que dou a uma pessoa digna. O que eu faço deve ser feito por consciência, não por ostentação. Comerei e beberei não para satisfazer meu paladar, ou apenas para me encher e esvaziar, mas para satisfazer a natureza; serei alegre com meus amigos, brando e dócil com meus inimigos; impedirei um pedido honesto se o puder prever, e eu o concederei sem que seja necessário o pedido; olharei para o mundo inteiro como meu país, e para os deuses, tanto como testemunhas quanto como juízes de minhas palavras e atos. Viverei e morrerei com este testemunho de que amei os bons estudos e uma boa consciência; que nunca invadi a liberdade de outro homem; e que eu preservei minha própria liberdade. Governarei minha vida e meus pensamentos como se o mundo inteiro pudesse ver a primeira e ler o outro; pois "o que significa fazer de algo um segredo para meu próximo quando para Deus (que é o esquadrinhador de nosso coração) todas as nossas privacidades estão abertas?"

A virtude é dividida em duas partes, contemplação e ação. A primeira é transmitida pela instituição, a outra por aconselhamento; uma parte da virtude consiste na disciplina, a outra no exercício, pois devemos primeiro aprender e depois praticar. Quanto mais cedo começarmos a nos aplicar a ela, e quanto mais rapidamente nos movermos, mais tempo desfrutaremos os confortos de uma mente retificada; ou melhor, teremos a sua fruição no próprio ato de formá-la: mas esse é outro tipo de prazer, devo confessar, que surge da contemplação de uma alma que avançou na aquisição da sabedoria e da virtude. Se foi um conforto tão grande para nós passar da sujeição de nossa infância a um estado de liberdade e ação, quão maior será quando nos livrarmos da leviandade infantil de nossas mentes e nos colocarmos entre os filósofos? Já ultrapassamos a nossa minoridade, é verdade, mas não as nossas indiscrições; e, o que é ainda pior, temos a autoridade dos experientes e as fraquezas das crianças (eu poderia ter dito dos bebês, pois cada pequena coisa assusta as primeiras, e cada fantasia trivial, os seguintes). Quem estuda bem este ponto irá descobrir que muitas coisas devem ser menos temidas quanto mais terríveis elas parecerem. Pensar em qualquer coisa boa que não seja honesta seria reprovar a Providência; pois os homens bons sofrem muitos inconvenientes; mas a virtude, como o sol, continua com seu trabalho, que o ar nunca seja tão nebuloso, e termine o seu curso, extinguindo da mesma forma todos os outros esplendores e oposições; de modo que a calamidade não seja mais para uma mente virtuosa do que uma tempestade no mar. Aquilo que é certo não deve ser avaliado por quantidade, número ou tempo; uma vida de um só dia pode ser tão honesta quanto uma vida de cem anos: mas ainda assim a virtude em um homem pode ter um campo maior para se revelar do que em outro. Um homem, talvez, pode estar em uma posição para administrar cidades e reinos; para conceber boas leis, criar amizades e exercer funções benéficas para a humanidade.

Pois a virtude está aberta a todos, tanto para servos e exilados como para príncipes: é proveitosa para o mundo e para si mesma, em todas as distâncias e em todas as condições; e não há dificuldade que possa desculpar um homem de exercê-la; e só pode ser encontrada em um homem sábio, embora possa haver algumas semelhanças tênues dela nas pessoas comuns. Os estoicos consideram todas as virtudes iguais; mas, ainda assim, há uma grande variedade no assunto em que eles devem trabalhar, conforme seja maior ou mais restrito, ilustre ou menos nobre, de maior ou menor extensão; como todos os homens bons são iguais, isto é, como eles são bons; mas, ainda assim, um pode ser jovem, outro velho; um pode ser rico, o outro pobre; um eminente e poderoso, o outro desconhecido e obscuro. Existem muitas coisas que têm pouca ou nenhuma graça em si mesmas e, ainda assim, são gloriosas e notáveis pela virtude. Nada pode ser bom que não dê grandeza nem segurança à mente; mas, ao contrário, a infecta com insolência, arrogância e erro: nem a virtude discursa na ponta da língua, mas no templo de um coração purificado. Aquele que depende de qualquer outro bem torna-se cobiçoso da vida e do que pertence a ela; que expõe o homem a apetites vastos, ilimitados e intoleráveis. A virtude é livre e infatigável, e acompanhada de concórdia e graça; ao passo que o prazer é mesquinho, servil, transitório, cansativo, doentio e mal sobrevive ao saboreá-lo: faz bem para o estômago, e não para o homem; é somente a felicidade dos brutos. Quem não sabe que os tolos gostam de seus prazeres e que existe uma grande variedade de entretenimentos com perversidade? Digo, a própria mente tem sua variedade de prazeres perversos, assim como o corpo: como a insolência, a presunção, o orgulho, a tagarelice, a preguiça e o humor abusivo de transformar tudo em ridículo, enquanto a virtude pesa tudo isso e o corrige. É o conhecimento dos outros e de si próprio; deve ser aprendido de si mesmo; e a própria vontade pode ser ensinada; que vontades não podem ser corretas, a menos que todo o hábito da mente seja da mesma origem de onde vem essa vontade. É pelo impulso da virtude que amamos a virtude, de modo que o próprio caminho para a virtude reside na virtude, que abrange também, à primeira vista, as leis da vida humana.

Nem devemos nos avaliar por um dia, ou uma hora, ou qualquer ação única, mas por todo o hábito da mente. Alguns homens fazem uma única coisa bravamente, porém mais nenhuma; eles se encolherão diante da infâmia e se levantarão contra a pobreza: neste caso, elogiamos o fato e desprezamos o homem. A alma nunca está no lugar certo até que seja libertada dos cuidados dos assuntos humanos; devemos trabalhar e subir a colina se quisermos chegar à virtude, cujo trono está no topo dela. Aquele que domina a avareza e é verdadeiramente bom permanece firme contra a ambição; ele considera a hora de sua morte não como um castigo, mas como a equidade de um destino comum; aquele que subjuga suas luxúrias carnais deve facilmente manter-se imaculado de qualquer outra: de forma que a razão não encontre este ou aquele vício por si mesma, mas derrote tudo de um só golpe. O que ele se importa com a ignomínia que só valoriza a si mesmo pela consciência, e não pela opinião? Sócrates encarou uma morte dolorosa com a mesma constância que antes praticava com os trinta tiranos: sua virtude consagrou a própria masmorra, assim como a repulsa de Catão foi a honra de Catão e a reprovação do governo. Aquele que é sábio se deleitará até mesmo com uma opinião desfavorável que é bem recebida; é ostentação, e não virtude, quando um homem deseja que suas boas ações sejam publicadas; e não é suficiente ser justo onde há honra a ser recuperada, mas permanecer assim, desafiando a infâmia e o perigo.

Mas a virtude não pode estar oculta, pois chegará o tempo em que deverá ressuscitá-la (mesmo depois de enterrada) e livrá-la da malignidade dos tempos que a oprimiram: a glória imortal é sua sombra e a acompanha, queiramos nós ou não; mas às vezes a sombra segue à frente da substância, e em outras ela a segue; e quanto mais tarde chega, maior é, quando até a própria inveja terá dado passagem a ela. Já se passou muito tempo desde que Demócrito foi tomado por um louco, e antes que Sócrates tivesse qualquer admiração no mundo. Quanto tempo demorou para que Catão pudesse ser compreendido? Não, ele foi afrontado, desprezado e rejeitado; e as pessoas nunca souberam do seu valor até que o perderam: a integridade e a coragem do louco Rutilius haviam sido esquecidas, mas por seus sofrimentos. Falo daqueles que o destino tornou famosos por suas perseguições: e há outros também que o mundo nunca notou até que eles estivessem mortos, como Epicuro e Metrodoro, que eram quase totalmente desconhecidos, mesmo no lugar onde viveram. Bem, como o corpo deve ser contido na descida e forçado para a subida, existem algumas virtudes que exigem as rédeas, e outras, as esporas. Em liberalidade, temperança, gentileza de natureza, devemos nos controlar pelo medo de cair; mas em paciência, resolução e perseverança, onde devemos subir a colina, precisamos de encorajamento. Com esta divisão da questão, preferia seguir o curso mais suave a passar pelas experiências de suor e sangue: sei que é meu dever estar contente em todas as condições; mesmo assim, se fosse pela minha escolha, eu escolheria a mais justa. Quando um homem chega uma vez a precisar de alguma fortuna, sua vida se torna ansiosa, desconfiada, temerosa, dependente de cada momento e com medo de todos os acidentes. Como pode aquele homem resignar-se a Deus, ou suportar sua sorte, seja ela qual for, sem murmurar, e se submeter alegremente à Providência, quando se encolhe a cada movimento de prazer ou dor? É a virtude por si só que nos eleva acima de tristezas, esperanças, medos e probabilidades; e nos torna não apenas pacientes, mas dispostos, sabendo que tudo o que sofremos está de acordo com os desígnios do céu. Aquele que é dominado pelo prazer (um inimigo tão desprezível e fraco), o que será dele quando vier a enfrentar os perigos, as necessidades, os tormentos, a morte e a dissolução da própria natureza? Riqueza, honra e favorecimento podem cair sobre um homem por acaso; não, eles podem ser lançados sobre ele sem sequer cuidar deles: mas a virtude é um trabalho industrioso e laborioso; e certamente vale a pena comprar aquele bem que traz consigo todos os outros. Um bom homem é feliz consigo mesmo e independentemente do seu destino: gentil com seu amigo, temperante com seu inimigo, religiosamente justo, infatigavelmente laborioso; e ele cumpre todos os deveres com constância e congruência de ações.

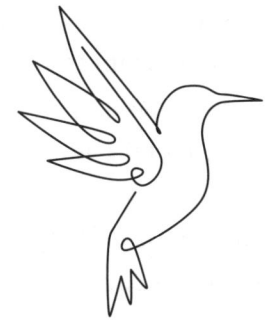

A FILOSOFIA É O GUIA DA VIDA

Se for verdade que o entendimento e a vontade são as duas faculdades eminentes da alma razoável, segue-se necessariamente que a sabedoria e a virtude (que são os melhores aprimoramentos dessas duas faculdades) devem ser a perfeição também de nosso ser razoável; e, consequentemente, o fundamento inegável de uma vida feliz. Não há nenhum dever ao qual a Providência não tenha anexado uma bênção; nem qualquer instituição do Céu para a qual, mesmo nesta vida, não possamos ser os melhores; nenhuma tentação, seja de fortuna ou de apetite, que não esteja sujeita à nossa razão; nem qualquer paixão ou aflição para a qual a virtude não tenha fornecido um remédio. De modo que é nossa própria culpa se tememos ou esperamos por algo; duas afeições que são a raiz de todas as nossas misérias. A partir dessa perspectiva geral do fundamento de nossa tranquilidade, passaremos gradativamente a uma consideração particular dos meios pelos quais ela pode ser atingida e dos impedimentos que a obstruem; começando com aquela filosofia que considera principalmente nossos modos e nos instrui nas medidas de uma vida virtuosa e tranquila.

A filosofia se divide em moral, natural e racional: a primeira diz respeito aos nossos modos; o segundo busca as obras da Natureza; e a terceira nos fornece a propriedade das palavras e argumentação, e a faculdade de distinguir, para que não nos imponham truques e falácias. As causas das coisas se enquadram na filosofia natural, os argumentos, na racional, e as ações, na moral. A filosofia moral é novamente dividida em matéria de justiça, que surge da avaliação das coisas e dos homens; e em afetos e ações; e uma falha em qualquer uma delas perturba todo o resto: pois de que nos vale saber o verdadeiro valor das coisas se somos transportados por nossa paixão? Ou dominar nossos apetites sem compreender o quando, o quê, o como e outras circunstâncias de nosso proceder? Pois uma coisa é saber o valor e a dignidade das coisas, e outra é saber das pequenas feridas e fontes da ação. A filosofia natural está familiarizada com as coisas corpóreas e incorpóreas; a descoberta de causas e efeitos, e a contemplação da causa das causas. A filosofia racional é dividida em lógica e retórica; a primeira cuida das palavras, dos sentidos e da ordem; a outra trata apenas de palavras e seus significados. Sócrates coloca toda a filosofia na moral; e sabedoria na distinção entre o bem e o mal. É a arte e a lei da vida e nos ensina o que fazer em todos os casos e, como bons atiradores, acertar precisamente no alvo a qualquer distância. A força disso é incrível, pois nos dá, na fraqueza do homem, a segurança de um espírito: na doença, é tão boa como um remédio para nós, pois tudo o que alivia a mente é proveitoso também para o corpo. O médico pode prescrever dieta e exercícios e acomodar suas recomendações e remédios à doença, mas é a filosofia que deve nos levar ao desprezo pela morte, que é o remédio para todas as doenças. Na pobreza, ela nos dá riquezas, ou um tal estado de espírito que as torna supérfluas para nós. Ela nos arma contra todas as dificuldades: um homem é pressionado pela morte, outro pela pobreza; alguns pela inveja, outros ficam ofendidos com a Providência e insatisfeitos com a condição humana: mas a filosofia nos incita a aliviar o prisioneiro, o enfermo, o necessitado, o condenado; mostrar aos ignorantes seus erros e retificar seus males. Faz-nos inspecionar e governar nossos modos; desperta-nos onde estamos fracos e sonolentos; liga o que está solto e torna humilde em nós o que é rebelde; liberta a mente da escravidão do corpo e eleva-a à contemplação de sua divindade original. Honras, monumentos e todas as obras da vaidade e ambição são demolidas e destruídas pelo tempo; mas a reputação da sabedoria é venerável para a posteridade, e aqueles que foram invejados ou negligenciados em suas vidas são adorados em suas memórias e isentos das próprias leis criadas pela Natureza, que estabeleceu limites para todas as outras coisas. A própria sombra da glória carrega um homem honrado sobre todos os perigos, ao destemor do fogo e da espada; e seria uma pena se a correta razão não inspirasse resoluções tão generosas a um homem de virtude.

 A filosofia também não é lucrativa apenas para o público, mas um homem sábio ajuda outro, mesmo no exercício das virtudes; e um necessita do outro, tanto para o diálogo quanto para o aconselhamento, pois despertam uma competição positiva para as boas práticas. Ainda não somos tão perfeitos, mas muitas coisas novas ainda precisam ser descobertas, o que nos trará as vantagens recíprocas de nos instruirmos: pois, como um homem perverso contagia outro, e quanto mais vícios se misturam, pior ficam, ao contrário se dá com os homens bons e suas virtudes. Assim como os homens letrados são os amigos mais úteis e excelentes, também são eles os melhores sujeitos; como sendo melhores juízes das bênçãos de que gozam sob um governo bem ordenado, e do que devem aos magistrados por sua liberdade e proteção. Eles são homens de sobriedade e erudição, livres de ostentação e insolência; reprovam o vício sem reprovar a pessoa; pois aprenderam a não ter pompa nem inveja. O que observamos nas altas montanhas, encontramos nos filósofos; eles parecem mais altos de perto do que de longe. Eles são elevados acima dos outros homens, mas sua grandeza é substancial. Não ficam na ponta dos pés, para que possam parecer mais altos do que são, mas, contentes com sua própria estatura, consideram-se suficientemente altos quando a fortuna não os alcança. Suas leis são curtas, mas também abrangentes, pois obrigam a todos.

 É da generosidade da natureza que vivemos; mas é a filosofia, da qual vivemos bem, que na verdade é um benefício maior do que a própria vida. Não, mas que a filosofia é também uma dádiva do Céu, tanto quanto para o conhecimento, mas não para a ciência; pois esse deve ser um negócio para a indústria. Nenhum homem nasce sábio; mas sabedoria e virtude requerem um tutor, embora possamos facilmente aprender a ser cruéis sem um mestre. É a filosofia que nos dá veneração a Deus, a caridade para com o próximo, que nos ensina nosso dever para com o céu e nos exorta a um acordo mútuo; ela desmascara as coisas que são terríveis para nós, ameniza nossas luxúrias, refuta nossos erros, refreia nossa luxúria, reprova nossa avareza e atua estranhamente nas naturezas mais ternas. Jamais pude ouvir Attalus (diz Sêneca) sobre os vícios da época e os erros da vida, sem uma compaixão pela humanidade; e em seus discursos sobre a pobreza havia algo, a mim parecia, que era mais do que humano. "Mais do que usamos", dizia ele, "é mais do que precisamos e apenas um fardo para o portador". Aquela frase dele me deixou sem graça com os supérfluos de minha própria fortuna. E assim, em suas invectivas contra os prazeres vãos, ele avançou a tal ponto as felicidades de uma mesa sóbria, uma mente pura e um corpo casto que um homem não poderia ouvi-lo sem desenvolver um amor pela continência e moderação. Com essas suas palestras, neguei-me, por um tempo depois, certas iguarias que antes havia usado: mas em pouco tempo voltei a usá-las, embora com tanta parcimônia que a proporção ficou um pouco aquém de uma abstinência total.

Agora, para mostrar a você (diz nosso autor) o quão mais séria foi minha entrada na filosofia do que meu progresso, meu tutor Sotion me brindou com uma afeição maravilhosa por Pitágoras, e depois dele por Sextius: o primeiro proibiu o derramamento de sangue em sua metempsicose e deixou os homens temerosos disso, para que não oferecessem violência às almas de alguns de seus amigos ou parentes que partiram. "Se", diz ele, "há uma transmigração ou não; se for verdade, não há mal; se falsa, há frugalidade: e nada se consegue tampouco com crueldade, a não ser enganar um lobo, talvez, ou um abutre, para roubar seu jantar".

Ora, Sextius se absteve por outro motivo, que era o de que ele não queria que os homens se acostumassem à dureza de coração pela dilaceração e tormento de criaturas vivas; além do fato, "que a Natureza proveu suficientemente para o sustento da humanidade sem sangue". Isso operou em mim a tal ponto que desisti de comer carne e, em um ano, tornei isso não apenas fácil para mim, mas também agradável; minha mente parecia estar mais livre (e eu ainda tenho a mesma opinião), mas desisti mesmo assim; e a razão foi esta: foi imposto como uma superstição aos judeus, a tolerância de alguns tipos de carne, e meu pai me trouxe de volta ao meu antigo hábito, para que eu não pudesse ser considerado manchado por aquela superstição. Não, e tive muito trabalho para me convencer a sofrer também. Aproveito esse exemplo para mostrar a aptidão dos jovens para receber boas impressões, se houver um amigo por perto para pressioná-los. Os filósofos são os tutores da humanidade; se descobriram remédios para a mente, deve ser nosso papel empregá-los. Não consigo pensar em Catão, Lelius, Sócrates, Platão sem veneração: seus próprios nomes são sagrados para mim. A filosofia é a saúde da mente; olhemos primeiro para aquela saúde, e em segundo lugar para aquela do corpo, que pode ser obtida em condições mais fáceis; pois um braço forte, uma constituição robusta ou a habilidade para obtê-la não são assunto de um filósofo. Ele faz algumas coisas como um homem sábio e outras coisas como um homem simplesmente; e ele pode ter força no corpo assim como na mente; mas, se ele tem habilidade para correr ou lançar o martelo, seria injusto atribuir à sua sabedoria aquilo que é comum ao maior dos tolos. Ele estuda mais para encher sua mente do que seus cofres; e ele sabe que ouro e prata foram misturados com sujeira, até que a avareza ou a ambição os tenha separado. Sua vida é ordenada, destemida, igual, segura; ele permanece firme em todas as extremidades e suporta a sorte de sua humanidade com temperamento divino. Há uma grande diferença entre o esplendor da filosofia e da fortuna; uma brilha com uma luz original, a outra, com uma luz emprestada; além disso, torna-nos felizes e imortais, pois o aprendizado sobreviverá aos palácios e monumentos. A casa de um homem sábio está segura, embora seja modesta; não há barulho nem mobília nela, nenhum porteiro na porta, nem nada que seja vendável ou mercenário, nem qualquer negócio de fortuna, pois ela não tem nada para fazer onde não tem do que cuidar. Este é o caminho para o céu que a Natureza traçou, e é seguro e agradável; não há necessidade de um séquito de servos, pompa ou bagagem, para completar nossa passagem; sem dinheiro ou cartas de crédito para despesas na viagem; mas as graças de uma mente honesta nos servirão no caminho e nos farão felizes ao final de nossa jornada.

Para lhe dizer minha opinião agora sobre as ciências liberais, não tenho grande estima por nada que termine em lucro ou dinheiro; no entanto, devo admitir que tenham sido até agora benéficas, visto que apenas preparam o entendimento sem detê-lo. Elas são apenas rudimentos da sabedoria, e só então devem ser aprendidas quando a mente não é capaz de nada melhor, e o conhecimento delas vale mais a pena ser mantido do que adquirido. Elas não fazem mais do que fingir que nos tornam virtuosos, mas o suficiente para nos dar uma habilidade para sê-lo. O trabalho do gramático está na sintaxe da fala; ou se segue para a história, ou à medição de um verso, ele estará no fim de sua linha; mas o que significa uma congruência de períodos, o cálculo de sílabas, ou a modificação de números, para domar nossas paixões, ou a reprimir nossos desejos? O filósofo prova que o corpo do sol é grande, mas, para saber as suas verdadeiras dimensões, devemos perguntar ao matemático: geometria e música, se não nos ensinam a dominar nossas esperanças e medos, todo o resto tem pouco propósito. O que nos diz respeito a quem era o mais velho dos dois, Homero ou Hesíodo? ou qual era a mais alta, Helena ou Hécuba? Esforçamo-nos muito para rastrear Ulisses em suas andanças, mas não foi um tempo, também, bem gasto para olharmos para nós mesmos, para que não precisássemos mais perambular? Não somos nós mesmos sacudidos por paixões tempestuosas? e atacados por monstros terríveis de um lado, e tentados por sereias do outro? Ensine-me meu dever para com meu país, meu pai, minha esposa e a humanidade. O que significa para mim se Penélope foi honesta ou não? Ensina-me a saber ser eu mesmo e a viver de acordo com esse conhecimento. O que sou eu de melhor, para juntar tantas partes na música e criar uma harmonia de tantos tons diferentes? Ensina-me a sintonizar meus afetos e a manter-me constante. A geometria me ensina a arte de medir acres; ensina-me a medir meus apetites e a saber quando tenho o suficiente; ensina-me a dividir com meu irmão e a alegrar-me com a prosperidade do meu próximo. Você me ensina como posso me manter e manter minha propriedade; mas gostaria mais de aprender como posso perder tudo e ainda ficar contente. "É difícil", você dirá, "para um homem ser expulso da fortuna de sua família". Essa propriedade, é verdade, era de meu pai; mas de quem era no tempo do meu avô? Eu não digo apenas de que tipo de homem era, mas de que nação? O astrólogo me fala de Saturno e Marte em oposição; mas eu digo que, sejam como quiserem, suas órbitas e suas posições são ordenadas por um decreto imutável do destino. Ou eles produzem e indicam os efeitos de todas as coisas, ou então os significam; se for o primeiro, o que nos torna melhor ao sabermos o que necessariamente deve acontecer? Neste último caso, de que nos vale prever o que não podemos evitar? De modo que, saibamos ou não, o evento ainda será o mesmo.

Aquele que planeja a instituição da vida humana não deve ser excessivamente curioso de suas palavras; não corresponde à sua dignidade ser solícito com relação a sons e sílabas e aviltar a mente do homem com coisas triviais; colocar sabedoria em assuntos que são mais difíceis do que grandes. Se for eloquente, é sua boa sorte, e não é de sua conta. Disputas sutis são apenas o esporte da inteligência, que joga com a bola, e são mais adequadas para serem desprezadas do que resolvidas. Não fui eu um louco para sentar-me a discutir palavras e a colocar questões simpáticas e impertinentes, quando o inimigo já fez a brecha, a cidade disparou por cima da minha cabeça e a mina pronta a ser lançada, que me explodirá no ar? Seria essa uma hora para idiotices? Deixe-me antes fortalecer-me contra a morte e as necessidades inevitáveis; deixe-me entender que o bem da vida não consiste no comprimento ou no espaço, mas no uso dela. Quando vou dormir, quem sabe se voltarei a acordar? E, quando eu acordar, como saber se vou dormir de novo? Quando eu for para o exterior, por acaso voltarei para casa? E, quando eu voltar, se devo voltar para o exterior novamente? Não é apenas no mar que a vida e a morte estão a poucos centímetros uma da outra; mas elas estão muito próximas em todos os outros lugares também, só que não prestamos muita atenção nisso. O que temos a ver com perguntas frívolas e capciosas e sutilezas impertinentes? Em vez disso, estudemos como nos livrar da tristeza, do medo e do fardo de todos os nossos desejos secretos: passemos por cima de todas as nossas leviandades mais solenes e nos apressemos para uma vida boa, que é algo que nos pressiona. Será que um homem que sai atrás de uma parteira ficará parado em um poste para ver que peça estreia hoje? Ou, quando sua casa está pegando fogo, cuidará dos cachos de sua peruca antes de pedir ajuda? Nossas casas estão em chamas, nosso país invadido, nossos bens levados embora, nossos filhos em perigo; e, devo acrescentar a isso, as calamidades de terremotos, naufrágios e tudo mais que seja mais terrível. Será que agora é hora de brincarmos tão rápido e sem controle com perguntas aleatórias, que são, na verdade, tantos enigmas inúteis? Nosso dever é a cura da mente, e não o seu deleite; mas temos apenas palavras de sabedoria sem as obras; e fazer da filosofia um prazer que foi dado como remédio. O que pode ser mais ridículo do que um homem negligenciar seus modos e compor seu estilo? Estamos enfermos e feridos, e devemos ser lancetados e escarificados, e cada homem tem tantos afazeres dentro de si quanto um médico em um surto de peste comum. "Infortúnios", enfim, "não podem ser evitados; mas podem ser remediados, se não vencidos; e nossas vidas podem tornar-se felizes pela filosofia".

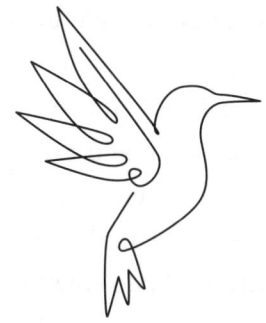

A FORÇA DOS PRECEITOS

Parece haver uma afinidade tão próxima entre sabedoria, filosofia e bons conselhos, que é mais uma questão de curiosidade do que de lucro dividi-los; filosofia, sendo apenas uma sabedoria limitada; e bons conselhos, uma comunicação dessa sabedoria, para o bem dos outros, bem como de nós mesmos; e para a posteridade, assim como para o presente. A sabedoria dos antigos, quanto ao governo da vida, não era mais do que certos preceitos, o que fazer e o que não fazer, e os homens eram muito melhores nessa simplicidade, pois, à medida que se tornavam mais instruídos, ficavam menos cuidadosos em ser bons. Essa virtude simples e aberta agora se tornou uma ciência sombria e intrincada; e somos ensinados a disputar em vez de viver. Enquanto a maldade era simples, remédios simples também eram suficientes contra ela; mas, agora que criou raízes e se espalhou, devemos fazer uso de medicamentos mais fortes.

Existem algumas disposições que abraçam as coisas boas assim que as ouvem; mas eles ainda precisarão ser acelerados por aconselhamento e preceitos. Somos precipitados e ousados em alguns casos, e vagarosos em outros; e não há supressão de um humor, ou aumento do outro, mas pela remoção de suas causas; que são (em uma palavra) falsa admiração e falso medo.

Todo homem conhece seu dever para com seu país, seus amigos, seus hóspedes; e ainda quando ele é chamado a desembainhar sua espada por um deles, ou trabalhar por outro, ele se encontra distraído entre suas apreensões e seus prazeres: ele sabe muito bem o dano que ele faz a sua esposa ao manter uma prostituta, e, no entanto, sua luxúria o domina, de modo que não é suficiente dar bons conselhos, a menos que possamos tirar o que impede o seu benefício. Se um homem faz o que deve fazer, nunca o fará constante ou igualmente, sem saber por que o faz: e, se for apenas por acaso ou hábito, aquele que se sai bem por acaso também pode fazer o mal do mesmo modo. Além disso, um preceito pode nos guiar para o que devemos fazer, e ainda assim falhar na maneira de fazê-lo: um entretenimento caro pode, em um caso, ser extravagância ou gula, e ainda um ponto de honra e discrição em outro caso. Tibério César recebeu uma enorme tainha de presente, a qual ele enviou ao mercado para ser vendida: "e agora", diz ele, "meus senhores", a algum de seus companheiros, "vocês verão que Apício ou Otávio serão os compradores para este peixe". Otávio superou a oferta inicial e deu cerca de trinta libras esterlinas por ele. Ora, havia uma grande diferença entre Otávio, que o comprou para seu prazer, e o outro, que o comprou como um presente a Tibério. Os preceitos são inúteis, se não formos primeiro instruídos sobre as opiniões que devemos ter sobre o assunto em questão; seja a pobreza, a riqueza, a desgraça, a doença, o exílio, etc. Vamos, portanto, examiná-los um por um; não como são chamados, mas o que na verdade são. E assim para as virtudes; não adianta colocar em alta estima a prudência, a fortaleza, a temperança, a justiça se não sabemos primeiro o que é virtude; seja uma ou mais; ou se aquele que tem uma, tem tudo; ou como eles se diferem.

Os preceitos são de grande peso; e alguns poucos úteis à mão fazem mais para uma vida feliz do que volumes inteiros ou advertências, que não sabemos onde encontrar. Esses preceitos salutares devem ser nossa meditação diária, pois são as regras pelas quais devemos enquadrar nossas vidas. Quando são comprimidos em sentenças, atingem os afetos: enquanto o aconselhamento é apenas o soprar de brasas; eles movem o vigor da mente e excitam a virtude: já temos a coisa, mas não sabemos onde está. É pelos preceitos que o entendimento se alimenta e aumenta: os ofícios da prudência e da justiça são por eles guiados e nos conduzem ao cumprimento de nossos deveres. Um preceito dito em verso tem um efeito muito maior do que em prosa: e aquelas mesmas pessoas que nunca pensam que têm o suficiente, que apenas ouçam uma frase dura contra a avareza, como poderão aplaudir e admirar, e desafiar abertamente o dinheiro? Assim que encontramos as afeições atingidas, devemos seguir o golpe; não com silogismos ou peculiaridades de espírito; mas com razão clara e forte, e devemos fazê-lo com gentileza também, e respeito por "lá vai uma bênção junto com conselhos e discursos que são totalmente voltados para o bem do ouvinte": e aqueles ainda são os mais eficazes que têm razão junto de si; e diga-nos também por que devemos fazer isso ou aquilo, e o que devemos fazer: pois alguns entendimentos são fracos e precisam de um instrutor para lhes expor o que é bom e o que é mau. É uma grande virtude amar, dar e seguir bons conselhos; se não nos leva à honestidade, pelo menos nos deixa aptos para ela. Como várias partes constituem apenas uma harmonia, e a música mais agradável surge das dissonâncias, assim deve um homem sábio reunir muitos atos, muitos preceitos e os exemplos de muitas artes, para ilustrar sua própria vida. Nossos antepassados nos deixaram encarregados de evitar três coisas: ódio, inveja e desprezo; agora, é difícil evitar a inveja e não incorrer em desprezo, pois, ao tomarmos muito cuidado para não usurpar os outros, muitas vezes ficamos sujeitos a atropelarmos a nós mesmos. Algumas pessoas têm medo dos outros, porque é possível que outros tenham medo deles: mas vamos nos proteger de todas as mãos, pois a bajulação é tão perigosa quanto o desprezo. Não quer dizer que, em caso de advertência, eu já sabia disso antes, pois sabemos muitas coisas, mas não as consideramos; de modo que é a parte de um monitor, não tanto para nos ensinar, mas para nos lembrar de nossos deveres. Às vezes, um homem supervisiona aquilo que está bem debaixo de seu nariz; outras vezes, é descuidado ou finge não ver: todos sabemos que a amizade é sagrada e, no entanto, a violamos; e o maior libertino espera que sua própria esposa permaneça honesta.

O bom conselho é o serviço mais necessário que podemos prestar à humanidade; e, se o dermos a muitos, certamente alguns lucrarão, pois, de muitas tentativas, algumas ou outras sem dúvida terão sucesso. Aquele que coloca um homem em posse de si mesmo faz uma grande coisa, pois a sabedoria não se mostra tanto em preceito quanto na vida; com firmeza de espírito e domínio do apetite: ensina-nos tanto a fazer como a falar, e a fazer com que as nossas palavras e ações tenham uma só cor. Se o fruto que colhemos de uma árvore que plantamos for o mais agradável, quanto maior prazer teremos no crescimento e aumento das boas maneiras de nossa própria formação! É um sinal eminente de sabedoria para um homem ser sempre como ele mesmo. Sempre haverá alguns que mantêm uma mesa modesta e esbanjam na construção; ser extravagante consigo mesmo e proibi-lo para os outros; mesquinhos em casa e pródigos no exterior. Esse desvio é vicioso e o efeito de uma mente insatisfeita e inquieta, ao passo que todo homem sábio vive por regras. Esta discordância de propósitos surge daí, ou que não propomos a nós mesmos o que queremos ser; ou, se o fizermos, que não o perseguimos, passando de uma coisa para outra; e não apenas não mudamos nenhum dos dois, mas voltamos ao que havíamos renunciado e condenado anteriormente.

Em todos os nossos empreendimentos, vamos primeiro examinar nossa própria força; a próxima empreitada; e, em terceiro lugar, as pessoas com quem teremos que lidar. O primeiro ponto é o mais importante, pois tendemos a nos supervalorizar e intuir que podemos fazer mais do que realmente podemos. Um homem se apresenta como orador e sai assim que abre a boca; outro cobra demais de sua propriedade, talvez, ou de seu corpo; um homem tímido não é adequado para os negócios públicos; alguns, novamente, são muito rígidos e peremptórios para o tribunal; muitas pessoas estão aptas a fugir em sua raiva, digo, e em uma brincadeira também; se algum assunto afiado cair em seu caminho, eles preferirão arriscar o pescoço a perder uma piada. É melhor que essas pessoas fiquem quietas no mundo do que ocupadas nessas ações. Àquele que é naturalmente colérico e impaciente, evite todas as provocações, e aqueles negócios que se multiplicam e rendem mais; e ainda aqueles dos quais não há recuo. Quando podemos sair com prazer, e com bastante esperança de levar nossos problemas a termo, está muito bem. Se acontecer de um homem estar amarrado a negócios, dos quais ele não pode se afastar nem romper, que ele possa imaginar aquelas algemas em sua mente como ferros em suas pernas: elas são problemáticas no início; mas, quando não há remédio senão paciência, o hábito as torna fáceis para nós, e a necessidade nos dá coragem. Somos todos escravos do destino: alguns apenas em correntes folgadas e douradas, outros em correntes apertadas e mais grosseiras; digo, e aqueles que nos amarram também são escravos; alguns da honra, outros da riqueza; alguns dos cargos e outros do desprezo; alguns de seus superiores, outros de si próprios; não, a própria vida é uma servidão: vamos fazer o melhor dela então, e com nossa filosofia emendar nosso destino. As dificuldades podem ser amenizadas, e pesados fardos, eliminados à nossa vontade. Não cobicemos nada fora de nosso alcance, mas nos contentemos com coisas esperançosas e atingíveis; e sem invejar as vantagens dos outros; pois a grandeza está sobre um precipício íngreme, e é muito mais seguro e silencioso viver sobre uma planície. Quantos grandes homens são forçados a manter sua posição por mera necessidade, porque eles descobrem que não há como descer dali senão saltando de cabeça? Esses homens devem se fortalecer contra as consequências nefastas por meio de virtudes e meditações, que os tornem menos preocupados com o futuro. O expediente mais seguro, neste caso, é limitar nossos desejos e não deixar nada a cargo da sorte, que possamos manter em nosso próprio poder. Nem este curso nos comporá totalmente, mas nos mostra, na pior das hipóteses, o fim de nossos problemas.

Esse é um ponto principal, cuidar para que não proponhamos nada além do que seja esperançoso e honesto. Pois será igualmente problemático para nós, ou não obter sucesso, ou ter vergonha do sucesso alcançado.

Portanto, tenhamos certeza de não admitir nenhum desígnio maligno em nosso coração; para que possamos erguer mãos puras ao céu e não pedir nada que torne o outro um perdedor. Oremos por uma boa mente, que é um desejo de não causar mal a nenhum homem. Sempre me lembrarei de que sou um homem e, então, considerarei que, se estou feliz, isso não durará para sempre; se estou infeliz, posso me tornar outro, se quiser. Levarei minha vida nas mãos e a entregarei prontamente quando for necessário. Terei o cuidado de ser um escravo de mim mesmo; pois é uma servidão perpétua, vergonhosa e a mais pesada: e isso pode ser feito pela moderação dos desejos. Eu direi a mim mesmo: "Pelo que mesmo eu trabalho, suo e peço, quando é muito pouco o que eu desejo e não vai demorar muito para que eu precise de alguma coisa?" Aquele que deseja fazer uma prova da firmeza de sua mente, deixe-o separar alguns dias para a prática de suas virtudes. Que ele se mortifique com jejum, roupas grosseiras e alojamento modesto; e então dizer a si mesmo: "Era isso o que eu tanto temia?" Em estado de segurança, o homem pode, assim, preparar-se contra os perigos e, em abundância, fortalecer-se contra a necessidade. Se você deseja que um homem seja decidido quando precisar agir, treine-o de antemão. O soldado cumpre o dever em paz, para que respire fundo quando for para a batalha. Quantos homens grandes e sábios fizeram experiências com sua moderação pela prática da abstinência, ao mais alto grau de fome e sede, e se convenceram de que um homem pode encher a barriga sem ficar em dívida com a fortuna, que nunca nega a qualquer um de nós para satisfazer nossas necessidades, embora ela nunca esteja tão zangada! É tão fácil sofrer sempre como tentar uma única vez; e não é mais do que milhares de servos e pessoas pobres fazem todos os dias de suas vidas. Aquele que deseja viver feliz não deve confiar na boa sorte nem se submeter à má: ele deve estar alerta contra todos os ataques; ele deve se apegar a si mesmo, sem nenhuma dependência de outras pessoas. Onde a mente é tingida com filosofia, não há lugar para tristeza, ansiedade ou aborrecimentos supérfluos. É obcecado com a virtude da negligência da fortuna, o que nos leva a um grau de segurança que não pode ser perturbado. É mais fácil dar um conselho do que aceitá-lo; e uma coisa comum para um homem colérico é condenar outro. Podemos ser às vezes sérios no conselho, mas não violentos ou tediosos. Poucas palavras, com gentileza e eficácia, são preferíveis: a miséria é que os sábios não precisam de conselhos, e os tolos não aceitam. Um bom homem, é verdade, tem prazer nisso; e é um sinal de tolice e maldade odiar uma repreensão.

Para um amigo, seria sempre franco e simples; e preferiria falhar no sucesso a ser deficiente na questão de fé e na confiança. Existem alguns preceitos que servem tanto para os ricos quanto para os pobres, mas são muito gerais; como "Cure sua avareza e o trabalho estará feito". Uma coisa é não desejar dinheiro, e outra é não entender como usá-lo. Na escolha das pessoas com quem devemos conviver, devemos cuidar para que valham a pena; na escolha de nossos negócios, devemos consultar a Natureza e seguir nossa intuição. Aquele que dá conselhos sóbrios a um engraçadinho espirituoso deve olhar para que tudo se torne ridículo. "Como se vocês, filósofos", diz Marcelino, "não amassem suas prostitutas e suas vísceras tão bem quanto as outras pessoas", e então ele fala de tais e tais que foram pegos no jeito. Todos estamos enfermos, devo confessar, e não cabe aos enfermos bancar o médico; mas ainda é permitido a um homem em um hospital discorrer sobre a condição geral e as enfermidades do lugar. Aquele que fingia ensinar um louco a falar, andar e se comportar não era ele o mais louco dos dois? Aquele que dirige o piloto, o faz mover o leme, comanda as velas para lá ou para cá, e tira o melhor proveito de um vento fraco, de um modo ou de outro. E assim devemos fazer com nossos conselhos.

Não me diga o que um homem deve fazer na saúde ou na pobreza, mas mostre-me como ser saudável ou rico. Ensina-me a dominar meus vícios: pois é inútil, enquanto eu estiver sob seu efeito, dizer-me o que devo fazer quando estiver livre deles. No caso de uma avareza um pouco aliviada, uma luxúria moderada, uma temeridade contida, um humor preguiçoso despertado; os preceitos nos ajudarão a seguir em frente e nos ensinarão como devemos nos comportar. É o primeiro e principal compromisso de um soldado seu juramento militar, que é um engajamento para ele tanto de crença quanto de honra. Da mesma forma, aquele que pretende ter uma vida feliz deve primeiro estabelecer uma fundação na virtude, como um vínculo sobre ele, para viver e morrer fiel a essa causa. Não encontramos felicidade nas entranhas da terra onde cavamos em busca de ouro, nem no fundo do mar onde pescamos pérolas, mas em uma mente pura e imaculada, que, se não fosse sagrada, não seria adequada para entreter a Deidade. "Aquele que quer ser verdadeiramente feliz deve pensar melhor em sua própria sorte, e assim viver com os homens, considerando que Deus o vê, e assim falar com Deus como se os homens o ouvissem."

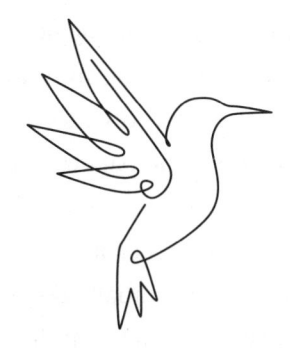

Nenhuma felicidade é como a paz da consciência

"Uma boa consciência é o testemunho de uma vida boa e a recompensa por ela." É isso que fortalece a mente contra o destino, quando um homem obteve o domínio de suas paixões; colocou seu tesouro e segurança dentro de si; aprendeu a se contentar com sua condição; e que a morte não é um mal em si, mas apenas o fim do homem. Aquele que dedicou sua mente à virtude e ao bem da sociedade humana da qual é membro consumou tudo o que é proveitoso ou necessário para ele saber ou fazer para estabelecer a sua paz. Cada homem tem um juiz e uma testemunha dentro de si de todo o bem e o mal que faz, o que nos inspira com grandes pensamentos e nos administra conselhos benéficos. Temos veneração por todas as obras da Natureza, as cabeceiras dos rios e as nascentes de águas medicinais; os horrores dos bosques e das cavernas nos impressionam com uma impressão de temor e adoração. Ver um homem destemido nos perigos, isento de luxúrias, feliz na adversidade, composto no tumulto e rindo de todas as coisas que geralmente são cobiçadas ou temidas; todos os homens devem reconhecer que isso não pode ser nada mais que um raio de divindade, influenciando um corpo mortal. E é isso que nos leva à discussão das coisas divinas e humanas; qual era o estado do mundo antes da distribuição da primeira matéria em partes; que poder tirou a ordem a partir daquela confusão, e deu leis tanto para o todo como para cada partícula dele; o que é esse espaço além do mundo; e de onde procedem as diversas ações da Natureza.

Deverá qualquer homem conhecer a glória e a ordem do universo; tantas partes e qualidades dispersas trabalhadas em uma massa; tal mistura de coisas, que ainda são distintas: o mundo iluminado e suas desordens tão maravilhosamente reguladas; e não deve ele considerar o Autor e Distribuidor de tudo isso; e para onde devemos ir nós mesmos, quando nossas almas forem libertadas da escravidão de nossa carne? Toda a criação que vemos está de acordo com os ditames da Providência e segue a Deus, tanto como governador quanto como guia. Uma mente grande, boa e correta é uma espécie de divindade alojada na carne e pode ser a bênção de um escravo tanto quanto a de um príncipe; veio do céu e ao céu deve retornar; e é uma espécie de felicidade celestial, que uma mente pura e virtuosa desfruta, em certo grau, mesmo na terra: enquanto os templos de honra são apenas nomes vazios, que, provavelmente, devem seu início ligado à ambição ou à violência.

Estou estranhamente transportado com pensamentos da eternidade; ou melhor, com a convicção dela; pois tenho uma profunda veneração pelas opiniões dos grandes homens, especialmente quando eles prometem coisas para minha satisfação: pois eles as prometem, embora não as provem. Na questão da imortalidade da alma, isso vai muito longe para mim, um consentimento geral à opinião de uma recompensa e punição futuras, cuja meditação me leva ao desprezo desta vida, na esperança de uma vida melhor. Mas ainda, embora saibamos que temos uma alma; no entanto, o que é a alma, como e de onde vem, somos totalmente ignorantes: isso apenas nós entendemos, que todo o bem e mal que fazemos está sob o domínio da mente; que uma consciência limpa nos coloca em uma paz inviolável; e que a maior bênção da Natureza é aquela que todo homem honesto pode conceder a si mesmo. O corpo é apenas o atraso e prisioneiro da mente; atirado para cima e para baixo e perseguido com punições, violências e doenças; mas a mente é sagrada e eterna, e isenta do perigo de qualquer impressão real.

Desde que olhemos para as nossas consciências, não importa a opinião: deixe-me merecer o bem, embora eu ouça o mal. As pessoas comuns tomam o estômago e a audácia como marcas de magnanimidade e honra; e, se um homem é suave e modesto, eles olham para ele como um idiota; mas, quando eles param para observar a dignidade de sua mente na igualdade e firmeza de suas ações e que sua quietude externa é fundada sobre uma paz interior, as mesmas pessoas o estimam e o admiram, pois não há um homem que não aprove a virtude, embora poucos a busquem; sabemos onde ela está, mas não ousamos chegar a ela: e a razão disso é que supervalorizamos aquilo que devemos abandonar para obtê-la.

Uma consciência boa não teme testemunhas, mas uma consciência culpada é solícita até com a solidão. Se não fizermos nada além do que é honesto, deixemos todo o mundo saber disso; mas, se for ao contrário, o que significa não ter ninguém mais sabendo disso, desde que eu mesmo o saiba? Infeliz é aquele que despreza essa testemunha de si! A maldade, é verdade, pode escapar à lei, mas não à consciência; pois uma autocondenação é a primeira e a maior punição para os infratores; de modo que o pecado se espalha como praga; e o medo da vingança persegue até mesmo aqueles que escapam de seu golpe. Seria ruim para os homens bons que a iniquidade pudesse escapar tão facilmente da lei, do juiz e da execução, se a Natureza não tivesse criado tormentos e forcas nas consciências dos transgressores. Aquele que é culpado vive em terror permanente; e, enquanto ele espera ser punido, pune a si mesmo; e quem merece aguarda sua punição. E se ele não for apanhado? ele ainda está apreensivo, pois pode ser pego a qualquer minuto. Seu sono é doloroso e nunca seguro; e ele não pode falar da maldade de outro homem sem pensar na sua própria, ao passo que uma boa consciência é um banquete contínuo.

Essas são as únicas delícias certas e proveitosas, que surgem da consciência de uma vida bem vivida; não importa o barulho lá fora, enquanto estivermos quietos por dentro: mas, se nossas paixões forem sediciosas, isso é o suficiente para nos manter acordados, mesmo sem qualquer outro tumulto externo. Não é a posição do corpo, ou a composição da cama que dará descanso a uma mente inquieta: há uma preguiça impaciente que pode ser despertada pela ação, e os vícios da preguiça devem ser curados pelos negócios. A verdadeira felicidade não é encontrada nos excessos de vinho, ou de mulheres, ou nas maiores prodigalidades da fortuna; o que ela me deu ela pode tirar, mas não vai arrancar de mim; e, desde que não cresça em importância para mim, posso me separar dela sem dor. Aquele que se conhece perfeitamente, que deixe de lado seu dinheiro, sua fortuna, sua dignidade, e se examine nu, sem que seja necessário aprender dos outros o conhecimento de si mesmo.

É perigoso para um homem muito repentinamente, ou muito facilmente, acreditar em si mesmo. Portanto, vamos examinar, observar e inspecionar nossos próprios corações, pois nós mesmos somos nossos maiores bajuladores; devemos a cada noite nos responsabilizar: "Que fraquezas eu dominei hoje? A que paixões me opus? A quais tentações resisti? Que virtudes adquiri?" Nossos vícios diminuirão por si mesmos se forem levados todos os dias para o esquecimento. Ah, o sono abençoado que se segue a tal diário! Ah, a tranquilidade, a liberdade e a grandeza daquela mente que é uma espiã de si mesma e uma censora particular de seus próprios modos! É meu costume (diz nosso autor) todas as noites, assim que a vela se apaga, repassar todas as palavras e ações do dia anterior; e não deixo nada escapar de mim; pois por que deveria temer ver meus próprios erros, quando posso aconselhar e perdoar a mim mesmo? "Fui um pouco exaltado em tal disputa: minha opinião também poderia ter sido poupada, pois ofendeu e não resultou em nada positivo. A coisa era verdade, mas nem todas as verdades devem ser ditas o tempo todo; eu gostaria de ter segurado minha língua, pois não há contenda nem com tolos nem com nossos superiores. Eu fiz mal, mas não será mais assim". Se cada homem apenas olhasse para si mesmo, seria o melhor para todos nós. O que pode ser mais razoável do que essa revisão diária de uma vida que não podemos garantir por um segundo? Nosso destino está estabelecido, e o primeiro suspiro que damos é apenas o primeiro movimento em direção ao nosso último: uma causa depende da outra; e o curso de todas as coisas, públicas e privadas, é apenas uma longa conexão de compromissos providenciais. Existe uma grande variedade em nossas vidas, mas todas tendem para o mesmo problema. A Natureza pode usar seus próprios corpos como quiser; mas um homem bom tem este consolo, que nada perece aquilo que ele possa chamar de seu. É um grande conforto que estejamos apenas condenados ao mesmo destino com o universo; os próprios céus são mortais tanto quanto nossos corpos; a Natureza nos fez passivos, e sofrer é o nosso destino. Enquanto estamos em carne, todo homem tem sua corrente e seu peso, só que é mais folgada e mais leve para um homem do que para outro; e fica mais fácil para aquele que o pega e o carrega do que para aquele que o arrasta. Nascemos para perder e perecer, para esperar e temer, para irritar a nós mesmos e aos outros; e não há antídoto contra uma calamidade comum, senão a virtude; pois "o fundamento da verdadeira alegria está na consciência".

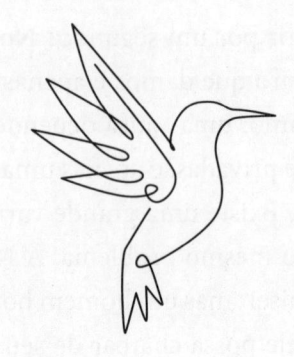

Um homem bom nunca pode ser infeliz, nem um homem mau, feliz

Não há na escala da Natureza uma conexão mais inseparável de causa e efeito do que no caso de felicidade e virtude; nem nada que produza mais naturalmente a primeira, ou mais necessariamente pressuponha ao outro. Pois o que é ser feliz, senão o homem se contentar com sua sorte, em uma resignação alegre e serena aos desígnios de Deus? Todas as ações de nossas vidas devem ser dirigidas com respeito ao bem e ao mal: e é apenas a razão que os distingue; razão pela qual somos influenciados de tal maneira, como se um raio da Divindade estivesse mergulhado em um corpo mortal, e essa é a perfeição da humanidade. É verdade que não temos olhos das águias nem a sagacidade dos cães de caça: nem se os tivéssemos, poderíamos fingir que nos valorizamos por algo que temos em comum com as feras. No que somos melhores, para aquilo que nos é estranho, e que nos pode ser dado e tirado? Como os raios do sol irradiam a terra e ainda permanecem onde estavam, o mesmo ocorre em alguma proporção com uma mente sagrada que ilustra todas as nossas ações, e ainda assim adere à sua origem. Por que não reconhecemos um cavalo, do mesmo modo, por seus adornos gloriosos, como fazemos com um homem por seus acréscimos pomposos? Que criatura corajosa é um leão (que por natureza deveria ser feroz e terrível), mas quanto mais corajosa (eu digo) em seu horror natural do que em suas correntes? De modo que tudo em sua natureza pura nos agrada mais. Não é a saúde, a nobreza, as riquezas que podem justificar um homem mau: nem é a falta de tudo isso que pode depreciar um homem bom. Essa é a bênção soberana, que torna o possuidor dela valioso sem nada mais, e aquele que a quer, desprezível, embora ele tivesse todo o mundo além disso. Não é a pintura, o dourado ou o entalhe o que faz um bom navio; mas, se ele for um velejador ágil, firme e forte para suportar os mares, essa é a sua excelência. São o fio e a têmpera da lâmina que fazem uma boa espada, não a riqueza da bainha: portanto, não é o dinheiro ou as posses que tornam um homem considerável, mas sua virtude.

É dever de todo homem tornar-se valioso para a humanidade; se puder, para muitos; se não, para menos; se não, para seu próximo; mas, no mínimo, para si mesmo. Existem duas repúblicas: uma grande, que é a natureza humana; e uma menor, que é o lugar onde nascemos. Alguns servem aos dois ao mesmo tempo, alguns apenas às maiores, e outros apenas aos menores. A maior pode ser servida em privacidade, solidão, contemplação e, talvez, dessa forma melhor do que qualquer outra; mas era a intenção da Natureza, entretanto, que servíssemos a ambos. Um bom homem pode servir ao público, a um amigo e a si mesmo em qualquer posição: se não for pela espada, que pegue a bata; se a justiça não combina com ele, que tente o púlpito; se for silenciado no exterior, dê conselhos em casa e desempenhe o papel de amigo fiel e companheiro temperante. Quando ele não for mais um cidadão, ele ainda será um homem; mas o mundo inteiro é seu país, e a natureza humana nunca quer matérias para resolver: mas, se nada servir a um homem no governo civil, a menos que ele seja primeiro-ministro, ou no campo, para atuar como comandante-em-chefe, é sua própria culpa.

O soldado comum, quando não pode usar as mãos, luta com sua aparência, seu exemplo, seu encorajamento, sua voz e se mantém firme mesmo quando perdeu as mãos, e também serve com seu próprio clamor, de modo que em qualquer condição, seja ela qual for, ele ainda cumpre o dever de um bom patriota – ou ainda, aquele que passa bem seu tempo, mesmo na aposentadoria, dá um grande exemplo.

Podemos aumentar, de fato, ou contrair, de acordo com as circunstâncias do tempo, lugar ou habilidades; mas, acima de tudo, devemos estar certos de nos manter em ação, pois aquele que é preguiçoso está morto mesmo enquanto vive. Já houve algum estado tão desesperado quanto o de Atenas sob os trinta tiranos, onde era imprescindível ser honesto, e o Senado foi transformado em um colégio de carrascos? Nunca um governo foi tão miserável e sem esperança; e, no entanto, ao mesmo tempo Sócrates pregou temperança aos tiranos e coragem aos demais, e depois morreu como um exemplo eminente de fé e decisão, e de sacrifício pelo bem comum.

Não é para um homem sábio ficar mudando e se cercando contra o destino, mas opor-se a ele de frente, pois está suficientemente convencido de que ele não pode lhe fazer mal; ele pode tirar seus criados, bens, dignidade, assaltar seu corpo, arrancar seus olhos, cortar suas mãos e despojá-lo de todos os confortos externos da vida. Mas tudo isso significa mais do que a devolução de um crédito que recebeu, com a condição de devolvê-lo quando solicitado? Ele se considera precário, e apenas emprestou a si mesmo, e ainda assim ele não se valoriza cada vez menos porque ele não é seu, mas toma o cuidado que um homem honesto deve tomar com uma coisa que lhe é confiada. Sempre que aquele que emprestou a mim o que eu tenho precisar pedir tudo de volta, não é uma perda, mas uma restituição, e devo de boa vontade entregar o que mais imerecidamente me foi concedido, e caberá a mim devolver, com a mente melhor do que quando eu o recebi.

Demétrio, ao tomar Megara, perguntou a Stilpo, o filósofo, o que ele havia perdido. "Nada", disse ele, "porque eu tinha tudo o que podia chamar de meu perto de mim". E ainda assim o inimigo havia se tornado senhor de seu patrimônio, de seus filhos e de seu país; mas estes ele considerava apenas bens adventícios e sob o comando do destino. Agora, ele que não perdeu nada nem temeu nada em uma ruína pública, mas estava seguro e em paz no meio das chamas, e no calor de uma intemperança militar e da fúria, que violência ou provocação imaginável poderia colocar um homem desses fora da posse de si mesmo? Paredes e castelos podem ser minados e bombardeados, mas não há arte ou máquina que possa subverter uma mente estável. "Fiz meu próprio caminho", diz Stilpo, "por meio do fogo e do sangue; não sei o que aconteceu com meus filhos; mas essas são bênçãos transitórias e servos que mudarão de patrão; o que era meu antes é meu ainda. Alguns perderam seus bens, outros suas queridas amantes, suas comissões e cargos: os usurários perderam seus títulos e valores: mas, Demétrio, de minha parte salvei tudo, e não imagino depois de tudo isso, tampouco que Demétrio fosse um conquistador, ou que Stilpo fosse vencido: é só que o teu destino tem sido muito difícil para o meu."

Alexandre conquistou a Babilônia, Cipião conquistou Cartago, o capitólio foi queimado; mas não há fogo ou violência que possa perturbar uma mente generosa; e não tomemos esse personagem também por uma quimera, pois todas as épocas possuem alguns, embora não muitos, exemplos dessa virtude elevada.

Um bom homem cumpre seu dever, que nunca seja tão doloroso, tão perigoso ou sua perda nunca tão grande para ele; e não é todo o dinheiro, poder e prazer do mundo; nenhuma força da necessidade, que pode torná-lo perverso: ele considera o que deve fazer, não o que deve sofrer, e continuará em seu curso, embora não deva haver nada além de forcas e tormentos no caminho. E neste caso de Stilpo, que, depois de perder seu país, sua esposa, seus filhos, a cidade em chamas sobre sua cabeça, escapando ele mesmo com dificuldade e nu das chamas; "Salvei todos os meus bens", diz ele, "minha justiça, minha coragem, minha temperança, minha prudência"; não contabilizando nada seu ou valioso, e mostrando como era muito mais fácil vencer uma nação do que um homem sábio. É uma certa marca de uma mente corajosa não ser tocada por nenhum acidente; a camada superior do ar não admite nuvens nem tempestades; o trovão, tempestades e meteoros, são formados abaixo; e esta é a diferença entre uma mente média e uma mente elevada; a primeira é rude e tumultuada; a segunda é modesta, venerável, composta e sempre quieta em sua posição. Em suma, é a consciência que pronuncia sobre o homem se ele está feliz ou infeliz. Mas, embora o sacrilégio e o adultério sejam geralmente condenados, quantos ainda há que não corem com o primeiro, e na verdade se vangloriem do outro? Pois nada é mais comum do que, para os grandes ladrões, cavalgarem em triunfo enquanto os menores são punidos. Mas deixe "a maldade escapar como puder no tribunal, ela nunca deixa de fazer justiça a si mesma; pois cada pessoa culpada é seu próprio algoz".

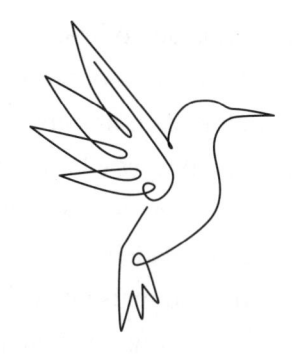

A DEVIDA CONTEMPLAÇÃO DA PROVIDÊNCIA DIVINA É A CURA CERTA PARA TODO O INFORTÚNIO

Quem quer que observe o mundo e a sua ordem descobrirá que todos os movimentos nele contidos são apenas vicissitudes de queda e elevação; nada se extingue, e mesmo aquelas coisas que parecem perecer estão na verdade apenas transformadas. As estações vão e voltam, o dia e a noite seguem seus cursos, os céus rolam e a Natureza segue com seu trabalho: todas as coisas sucedem-se em seus turnos, tempestades e calmarias; a lei da Natureza assim o quer, e devemos seguir e obedecer, considerando todas as coisas que são feitas para serem bem feitas; de modo que o que não podemos consertar, devemos sofrer e esperar na Providência, sem nos lamentar. Cabe ao soldado covarde seguir o gemido do seu comandante: mas um homem generoso se entrega a Deus sem lutar; e cabe apenas a uma mente estreita condenar a ordem do mundo e propor, antes a reparação da Natureza, do que de si mesma. Nenhum homem tem qualquer motivo para reclamar contra a Providência, se o que é certo lhe agrada.

Essas glórias que parecem belas aos olhos, seu brilho é apenas falso e superficial; e são apenas vaidade e ilusão; são mais coisas em um sonho do que uma posse substancial: podem nos enganar a distância, mas, trazendo-as uma vez ao toque, são podres e falsas. Não há infelizes maiores no mundo do que muitos daqueles que as pessoas consideram felizes. Esses são os únicos confortos verdadeiros e incorruptíveis que suportarão todos os julgamentos, e quanto mais nos voltamos e os examinamos, mais valiosos os encontramos; e a maior felicidade de todas é não ter necessidade de nenhuma. O que é a pobreza? Nenhum homem vive tão pobre como quando nasceu. O que é a dor? Ou ela terá um fim em si mesma ou acabará conosco. Em suma, o destino não tem nenhuma arma que alcance a mente: mas as generosidades da Providência são bênçãos certas e permanentes; e eles são tanto maiores e melhores quanto mais as consideramos; ou seja, "o poder de desprezar coisas terríveis e desprezar o que as pessoas comuns ambicionam". Nos próprios métodos da Natureza, não podemos mais do que observar o cuidado que a Providência teve para com o bem da humanidade, mesmo na disposição do mundo, ao prover tão amplamente para nossa manutenção e satisfação. Para nós não é possível compreender o que é o Poder que fez todas as coisas: algumas poucas centelhas dessa Divindade foram descobertas, mas a infinita maior parte dela permanece oculta. Todos nós, entretanto, até agora concordamos, primeiro, no reconhecimento e na crença naquele Ser todo-poderoso; e, em segundo lugar, que devemos atribuir a ele toda majestade e bondade.

"Se houver uma Providência", dizem alguns, "como é que os homens bons trabalham sob aflição e adversidade, e os homens maus se divertem com facilidade e abundância?" Minha resposta é que Deus trata conosco como um bom pai o faz com seus filhos; ele nos prova, nos endurece e nos prepara para si. Ele mantém sua mão firme sobre aqueles que ama; e pelo resto ele faz como nós fazemos por nossos escravos; ele os deixa prosseguir com liberdade e ousadia.

Assim como o mestre dá as lições mais difíceis a seus alunos mais promissores, Deus lida com os espíritos mais generosos; e os encontros cruzados do destino não devemos considerar como uma crueldade, mas como uma competição; a familiaridade com os perigos nos leva ao desprezo deles, e a parte mais forte é sempre a mais exercitada; a mão do marinheiro é insensível, o braço do soldado é forte, e a árvore que fica mais exposta ao vento forma a melhor raiz; há gente que vive em um inverno perpétuo, em extrema geada e penúria, onde uma caverna, uns ramos de palha ou algumas folhas são toda a sua cobertura, e animais selvagens o seu alimento; tudo isso pelo hábito não só se torna tolerável, mas, quando é assumido pela necessidade, pouco a pouco, torna-se agradável para eles. Por que devemos então considerar essa condição de vida uma calamidade, que é o destino de muitas nações? Não há estado de vida tão miserável, como o que existe nas remissões, diversões, digo, e deleites também; tal é a benignidade da Natureza para conosco, mesmo nos acidentes mais graves da vida humana. Não haveria como viver se a adversidade persistisse desde o início e mantivesse a força da primeira impressão. Estamos aptos a murmurar sobre muitas coisas como grandes males, que nada contêm de mal em si mesmas além da reclamação, que deveríamos mais razoavelmente levantar contra nós mesmos. Se eu ficar doente, isso faz parte do meu destino; e para outras calamidades, são coisas corriqueiras; elas deveriam ser; não, o que é mais, elas devem ser, pois vêm por indicação divina. Para que não apenas nos submetamos a Deus, mas concordemos com ele e lhe obedeçamos por dever, mesmo que não houvesse necessidade. Todas essas terríveis aparências que nos fazem gemer e tremer são apenas o tributo da vida; não devemos desejar, nem pedir, nem ter esperança de escapar deles; pois é uma espécie de desonestidade pagar um tributo contra a vontade. Estou atrapalhado com a pedra, ou aflito com perdas contínuas? Não, meu corpo está em perigo? Tudo isso não é mais do que pedi em oração, quando orei pela velhice. Todas essas coisas são tão familiares em uma vida longa, como a poeira e a sujeira em um longo caminho. A vida é uma guerra; e que homem corajoso não preferiria estar em uma tenda a estar em ruínas? O destino gosta de um espadachim, ele despreza encontrar um homem medroso: não há honra na vitória onde não há perigo no seu caminho; ele tenta Múcio pelo fogo; Rutílio pelo exílio; Sócrates pelo veneno; Catão pela morte.

É apenas na sorte adversa e em tempos difíceis que encontramos os grandes exemplos. Múcio se achava mais feliz com a mão na chama do que se estivesse no seio de sua amante. Fabrício sentia mais prazer em comer as raízes de sua própria plantação do que em todas as iguarias do luxo e da riqueza. Devemos chamar Rutílio de infeliz, a quem seus próprios inimigos adoram? Quem, por um princípio glorioso e público, preferiu perder seu país a retornar do exílio? O único homem que negou qualquer coisa à ditadora Sylla, que o chamou de volta. Não só se recusou a vir, mas se afastou ainda mais: "Que os que acham o banimento uma desgraça, escravos vivos em Roma, sob as crueldades imperiais de Sylla", ele diz: "aquele que põe um preço nas cabeças de senadores; e depois de uma lei de sua própria instituição contra o corte de gargantas, torna-se o maior de todos". Não é melhor para um homem viver no exílio no exterior do que ser massacrado em casa? No sofrimento pela virtude, não é o tormento, mas a causa, que devemos considerar; e, quanto mais dor, mais reconhecimento. Quando alguma adversidade nos sobrevém, devemos considerá-la um ato da Providência, que muitas vezes sacrifica indivíduos para serem feridos para a conservação do todo: além disso, Deus castiga algumas pessoas sob a aparência de abençoá-las, transformando sua prosperidade em sua ruína como punição por abusar de sua bondade. E devemos ainda considerar que muitos homens bons são afligidos apenas para ensinar outros a sofrer; pois nascemos para servir de exemplo; da mesma forma que há homens que são contumazes e refratários, que agrada a Deus muitas vezes curar males maiores com menos e transformar nossas misérias em nosso proveito.

Quantas mortes e dificuldades existem que assumimos como insuportáveis malfeitos, que, pensando mais adiante, consideramos misericórdias e benefícios? Como o desterro, a pobreza, a perda de parentesco, a doença ou a desgraça. Alguns são curados pela lança; pelo fogo, fome, sede; remoção de ossos, decepamento de membros e coisas do gênero: nem tememos apenas coisas que muitas vezes nos são benéficas; mas, em contrapartida, ansiamos e perseguimos coisas que são mortais e perniciosas: somos envenenados no próprio prazer de nossa luxúria e traídos para milhares de doenças pela indulgência de nosso paladar. Perder um filho ou um membro é apenas abrir mão do que recebemos, e a Natureza pode fazer o que quiser de si mesma. Nós mesmos somos frágeis e recebemos coisas transitórias, o que nos foi dado pode ser tirado, a calamidade prova a virtude como o fogo faz o ouro, ou ainda, aquele que vive mais tranquilo só é atrasado, não dispensado, e sua provação ainda está por vir. Quando somos visitados por doenças ou outras aflições, não devemos murmurar como se fôssemos maltratados: é um sinal da estima do general quando ele nos coloca em uma posição de perigo; não dizemos "Meu capitão me usa mal, mas ele me honra" e assim deveríamos dizer que são ordenados a encontrar dificuldades, pois este é o nosso caso com o Deus Todo-Poderoso.

O que foi o pior para Régulo, o fato de a Fortuna tê-lo escolhido como um exemplo eminente de fé e paciência? Ele foi jogado em uma caixa de madeira presa por pregos pontiagudos, de modo que, para qualquer lado que ele virasse o corpo, apoiasse sobre seus ferimentos; suas pálpebras foram cortadas para mantê-lo acordado; e, no entanto, Mecenas não estava mais feliz em sua cama do que Régulo em seus tormentos. Não, o mundo ainda não se tornou tão perverso a ponto de não preferir Régulo a Mecenas: e pode algum homem considerar isso uma maldade da Providência ter considerado este homem valente digno? "Aprouve a Deus", diz ele, "escolher-me para uma experiência com a força da natureza humana". Nenhum homem conhece sua verdadeira força ou valor, a não ser sendo posto à prova. O piloto é testado em uma tempestade; o soldado, em uma batalha; o rico não sabe se comportar na pobreza: quem viveu em popularidade e aplausos não sabe como suportará a infâmia e a reprovação; nem quem nunca teve filhos, como suportará a perda deles. A calamidade é a ocasião da virtude e um estímulo para uma grande mente. O próprio medo de ser ferido assusta um homem quando ele primeiro empunha armas; mas um velho soldado sangra com valentia, porque sabe que um homem pode perder sangue e ainda assim ganhar o dia. Não, muitas vezes uma calamidade se transforma em nossa vantagem; e grandes ruínas deram lugar a maiores glórias. O clamor do fogo muitas vezes acalmou uma briga, e a interposição de uma fera separou o ladrão e o viajante; pois não estamos dispostos a travar menos maldades, enquanto estamos sob as apreensões de maldades maiores. A vida de um homem é salva por uma doença: outro é preso e tirado do caminho, bem quando sua casa estava caindo sobre sua cabeça.

Para mostrar agora que os favores ou as cruzes da fortuna, e os acidentes da doença e da saúde, não são nem bons nem maus, Deus os permite indiferentemente tanto aos homens bons quanto aos maus. "É difícil", você dirá, "para um homem virtuoso sofrer todos os tipos de miséria e para um homem perverso não apenas ficar livre, mas se divertir no prazer". E não é a mesma coisa para homens de impudência prostituída e perversidade dormir em uma pele inteira, quando homens de honra e honestidade portam armas e se deitam nas trincheiras e recebem feridas? Ou para as virgens vestais se levantarem durante a noite para suas orações, quando as prostitutas comuns se esticam em suas camas? Deveríamos antes dizer com Demétrio: "Se eu conhecesse a vontade do Céu antes de ser chamado para ela, eu teria me oferecido". Se é do prazer de Deus levar meus filhos, eu os levaria a esse fim: se minha fortuna, qualquer parte de meu corpo ou minha vida, prefiro ofertá-la a entregá-la: estou pronto para me separar de todos, e sofrer tudo; pois sei que nada acontece senão o que Deus designa: nosso destino está decretado, e as coisas não acontecem tanto, mas no seu devido tempo prosseguem, e a porção de alegria e tristeza de cada homem é predeterminada.

Não há nada errado para um homem bom que possa ser cobrado da Providência; por ações perversas, pensamentos lascivos, projetos ambiciosos, luxúrias cegas e avareza insaciável; contra tudo isso ele está armado pelo benefício da razão: e esperamos agora que Deus também cuide de nossa bagagem? (Refiro-me aos nossos corpos.) Demétrio se livrou de seu tesouro como o peso e o fardo de sua mente: será que devemos nos perguntar se Deus permite que isso aconteça a um homem bom, o que um homem bom às vezes faz a si mesmo? Eu perco um filho, e por que não, quando às vezes pode-se decair tanto que eu mesmo poderia matá-lo? Suponha que ele seja banido por uma ordem de estado, não é a mesma coisa que um homem deixar voluntariamente seu país para nunca mais voltar? Muitas aflições podem sobrevir a um homem bom, mas nenhum mal, pois os contrários nunca se incorporarão; todos os rios do mundo nunca são capazes de mudar o sabor ou a qualidade do mar. A prudência e a religião estão acima dos acidentes e extraem o bem de tudo; a aflição mantém o homem em uso e o torna forte, paciente e resistente. A Providência nos trata como um pai generoso e nos conduz ao trabalho, labuta e perigos; ao passo que a indulgência de uma mãe afetuosa nos torna fracos e sem ânimo.

Deus nos ama com um amor masculino e nos deixa livres para injúrias e indignidades: ele se alegra em ver um homem valente e bom lutando contra o destino cruel e ainda assim se mantendo sobre suas pernas, quando o mundo inteiro está em desordem ao seu redor. E não ficamos encantados ao ver um sujeito corajoso atacar um javali ou um leão com sua lança? e a constância e resolução da ação é a graça e dignidade do espetáculo. Nenhum homem poderá ser feliz se não ficar firme contra todas as contingências; e dizer a si mesmo em todas as extremidades: "Eu deveria estar contente, se pudesse ser assim ou assim, mas, visto que é determinado de outra forma, Deus proverá o melhor". Quanto mais lutamos com nossas necessidades, mais apertamos nó, e pior é conosco; e quanto mais um pássaro se agita e se debate na armadilha, mais firmemente é apanhado, de modo que a melhor maneira é se submeter e ficar quieto, sob esta dupla consideração, que "os procedimentos de Deus são inquestionáveis, e seus decretos não devem ser resistidos".

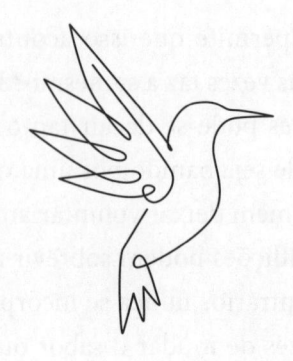

DA LEVIANDADE DA MENTE E OUTROS IMPEDIMENTOS DE UMA VIDA FELIZ

Ora, para resumir o que já foi apresentado, mostramos o que é a felicidade e em que consiste: que se baseia na sabedoria e na virtude; pois devemos primeiro saber o que devemos fazer e então viver de acordo com esse conhecimento. Também falamos sobre os auxílios da filosofia e dos preceitos para uma vida feliz; a bênção de uma boa consciência; que um homem bom nunca deve ser infeliz, nem um homem mau pode ser feliz, nem qualquer pessoa infeliz quando se submeta alegremente à Providência. Devemos agora examinar como pode acontecer que, quando o caminho certo para a felicidade se apresenta tão belo diante de nós, os homens ainda seguirão seu curso do outro lado, o que claramente conduz à ruína.

Existem alguns que vivem sem qualquer projeto e só passam no mundo como palha sobre um rio; eles não seguem, mas são arrastados. Outros deliberam apenas sobre as partes da vida, e não sobre o todo, o que é um grande erro, pois não há como resolver as circunstâncias dela, a menos que primeiro exponhamos o escopo principal. Como pode um homem mirar sem uma marca? Ou que vento lhe conduzirá quando ainda não esteja decidido aonde ir em seu porto? Vivemos como que por acaso, e pelo acaso somos governados. Existem alguns que se atormentam de novo com a lembrança do passado: "Senhor! Quanto que eu suportei? Nunca houve homem algum na minha condição; todo mundo me abandonou; meu próprio coração estava prestes a se partir", etc. Outros, ainda, afligem-se com a apreensão dos males que virão; e muito ridiculamente, pois um não nos interessa mais, e o outro ainda não nos interessa; além disso, pode haver remédios para os danos que provavelmente acontecerão, pois eles nos alertam por sinais e sintomas de que irão ocorrer. Aquele que deseja uma vida quieta, tome cuidado para não provocar os homens que estão no poder, mas viva sem ofender; e, se não podemos fazer de todos os grandes homens nossos amigos, será suficiente evitar que sejam nossos inimigos. Isso é algo que devemos evitar, como um marinheiro o faria com uma tempestade.

Um marinheiro imprudente nunca considera que vento sopra ou que curso ele segue, mas corre em uma aventura, como se fosse enfrentar as rochas e os redemoinhos; ao passo que aquele que é cuidadoso e atencioso se informa de antemão onde está o perigo e como estará o tempo: consulta sua bússola e se mantém afastado dos lugares infames de naufrágios e desastres; o mesmo acontece com um homem sábio nos assuntos comuns da vida; ele se afasta do caminho daqueles que lhe podem fazer mal, mas é uma questão de prudência não deixar que percebam que ele o faz de propósito, pois aquilo que o homem evita, ele condena tacitamente. Que ele cuide também dos ouvintes, traficantes de notícias e intrometidos nos assuntos de outras pessoas; pois seu discurso é comumente de coisas que nunca são proveitosas e mais comumente perigosas de serem faladas ou ouvidas.

A leviandade do espírito é um grande obstáculo ao repouso, e a própria mudança da maldade é um acréscimo à própria maldade; pois é a inconstância adicionada à iniquidade; renunciamos àquilo que buscávamos e então o retomamos; e assim dividimos nossas vidas entre nossa luxúria e nossos arrependimentos. De um apetite passamos a outro, não tanto por escolha, mas pela mudança; e há um controle de consciência que humilha todos os nossos prazeres ilícitos, que nos faz perder o dia na expectativa da noite, e a própria noite por medo da luz que se aproxima.

Algumas pessoas nunca estão quietas, outras sempre estão, e ambas são condenáveis: porque aquilo que em um possa parecer vivacidade e laboriosidade é apenas inquietação e agitação; e o que no outro passa por moderação e reserva é apenas uma preguiça sonolenta e inativa. Que o movimento e o descanso se revezem, segundo a ordem da Natureza, que faz tanto o dia quanto a noite. Alguns estão perpetuamente mudando de uma coisa para outra; outros, novamente, tornam toda a sua vida apenas uma espécie de sono inquieto: alguns ficam se revirando até que o cansaço os leva ao repouso; outros, ainda, não posso chamar diretamente os inconstantes de preguiçosos. Existem muitas propriedades e diversidades do vício; mas há um efeito desse que nunca falha, que é viver descontente. Todos nós trabalhamos sob desejos desordenados; ou somos temerosos e não ousamos arriscar, ou arriscando, não atingimos o sucesso; ou então nos lançamos em esperanças incertas, em que estamos perpetuamente solícitos e em suspense. Nessa distração, tendemos a nos propor coisas desonestas e difíceis; e, quando nos esforçamos muito, sem nenhum propósito, chegamos então a nos arrepender de nossos empreendimentos; temos medo de prosseguir, e não podemos dominar nossos apetites nem obedecer a eles; vivemos e morremos inquietos e irresolutos; e, o que é pior de tudo, quando nos cansamos do público e nos dirigimos à solidão em busca de alívio, nossas mentes ficam doentes e permissivas, e a própria casa e as paredes são um problema para nós; ficamos impacientes e envergonhados de nós mesmos e suprimimos nossa irritação interior até partirmos nosso coração por falta de um desabafo. É isso que nos torna amargos e taciturnos, invejosos dos outros e insatisfeitos conosco; até que, finalmente, entre nossos problemas pelo sucesso de outras pessoas e o desespero do nosso próprio, caímos em desgraça com o destino e o tempo, e talvez caiamos em um canto, onde nos sentamos meditando sobre nossas próprias inquietações. Nessas disposições existe uma espécie de fantasia pruriginosa, que faz com que algumas pessoas se deliciem com o trabalho e a inquietação, como uma coceira incessante até provocar o sangramento.

É isso que nos coloca em viagens errantes; um seguindo por terra; mas ainda desgostoso com o presente: a cidade nos agrada hoje, o país amanhã; os esplendores da corte em um momento, os horrores de um deserto em outro, mas tudo isso enquanto carregamos nossa praga sobre nós; pois não é do lugar que estamos cansados, mas de nós mesmos. Não, nossa fraqueza se estende a tudo; pois somos impacientes tanto pelo trabalho quanto pelo prazer. Essa corrida contra o tempo, e apenas dar os mesmos passos repetidamente, fez com que muitos homens colocassem suas mãos violentas sobre ele. Deve ser a mudança de mentalidade, não de clima, que removerá o peso do coração; nossos vícios nos acompanham e carregamos em nós as causas de nossas inquietações. Há um grande peso sobre nós, e o simples choque desse peso o torna ainda mais inquietante; mudar de país, neste caso, não significa viajar, mas vagar. Devemos continuar em nosso curso se quisermos chegar ao fim de nossa jornada. "Aquele que não consegue viver feliz em nenhum lugar viverá feliz em lugar nenhum." O que faz de um homem melhor para viajar? Como se suas preocupações não pudessem descobri-lo, aonde quer que ele vá? Existe algum meio de se afastar do medo da morte ou dos tormentos? Ou daquelas dificuldades que afligem um homem onde quer que ele esteja? Só a filosofia torna a mente invencível e nos coloca fora do alcance do destino, de modo que todas as suas flechas fiquem aquém de nós. É isso que recupera a fúria de nossos desejos e suaviza a ansiedade de nossos medos. Mudança frequente de lugares ou conselhos, revela uma instabilidade de espírito; e devemos consertar o corpo antes de consertar a alma. Mal podemos nos mexer ou olhar ao nosso redor sem encontrar algo ou outro que reavive nossos apetites. Assim como aquele que rejeita um amor infeliz evita tudo o que pode trazer a pessoa à sua mente, aquele que se livra totalmente de suas amadas cobiças deve evitar qualquer objeto que possa colocá-las em sua cabeça novamente, e lembrá-lo delas. Viajamos, como crianças correm para cima e para baixo em busca de coisas diferentes, pelas novidades, não por lucro; não retornamos nem melhores nem mais sãos; não, e a própria agitação nos fere. Aprendemos a chamar cidades e lugares por seus nomes e a contar histórias de montanhas e rios; mas nosso tempo não seria mais bem empregado no estudo da sabedoria e da virtude? Na aprendizagem do que já foi descoberto e na busca de coisas ainda não descobertas? Se um homem quebra a perna ou torce o tornozelo, ele chama um cirurgião para consertar tudo de novo, e não monta nele, nem se coloca a bordo de um navio; a mudança de lugar não atua mais em nossa mente desordenada do que em nosso corpo. Não é o lugar, espero, o que faz um orador ou um médico. Será que algum homem perguntará à beira de uma estrada "por favor, qual é o caminho para a prudência, para a justiça, para a temperança, para a fortaleza?" Não importa aonde vá qualquer homem, desde que carregue consigo suas afeições. Aquele que deseja tornar suas viagens proveitosas deve fazer-se um companheiro moderado.

Um grande viajante queixava-se de que nunca se sentia bem em suas viagens; "Isso é verdade", disse Sócrates, "porque você viajou consigo mesmo". Agora, não seria melhor se ele tivesse se transformado em outro homem, do que se transportar para outro lugar? Não importa os modos que encontramos em qualquer lugar, contanto que carreguemos os nossos. Mas todos nós temos uma curiosidade natural de ver belas paisagens e de fazer novas descobertas, revirar antiguidades, aprender os costumes das nações, etc. Nunca nos aquietamos; hoje procuramos uma ocupação, amanhã estamos fartos dela. Dividimos nossas vidas entre uma aversão ao presente e um desejo pelo futuro: mas aquele que vive como deve se posiciona assim, para não temer nem desejar o amanhã; se vier, é bem-vindo; mas, se não, não terá perdido nada; pois o que veio é apenas o mesmo do que já havia no passado. Assim como a leviandade é um inimigo pernicioso da quietude, a pertinácia também é um grande inimigo. Um não muda nada, o outro não se fixa em nada; e qual dos dois é o pior, pode ser a pergunta. Muitas vezes se vê que pedimos fervorosamente por aquelas coisas que, se nos fossem oferecidas, as recusaríamos; e é apenas para punir essa facilidade de pedir com igual facilidade de conceder. Existem algumas coisas que poderíamos desejar, mas que estamos tão longe de desejar que as tememos. "Vou cansar você", diz alguém, no meio de uma história tediosa. "Não, por favor, tenha a gentileza de continuar", respondemos, embora desejemos que sua língua pare na metade: não, não tratamos com franqueza nem mesmo o próprio Deus. Devemos dizer a nós mesmos, nesses casos: "Isso eu retirei de mim mesmo. Eu jamais poderia sossegar até ter esta mulher, este lugar, esta propriedade, esta honra, e agora veja o que resulta disso".

Um remédio soberano contra todos os infortúnios é a constância de espírito: a mudança de posição e de semblante parece como se um homem fosse levado pelo vento. Nada pode estar acima dele que esteja acima do destino. Não é a violência, a reprovação, o desprezo ou qualquer outra coisa vinda de fora que pode fazer um homem sábio desistir de seu terreno; mas ele é à prova de calamidades, grandes e pequenas: o nosso erro é pensar que o que não podemos fazer por nós mesmos, que ninguém mais pode fazê-lo; para assim julgarmos os sábios pelas medidas dos fracos. Coloque-me entre os príncipes ou entre os mendigos; um não me deixará orgulhoso, nem o outro, envergonhado. Posso dormir tão profundamente em um celeiro quanto em um palácio, e um feixe de feno me faz um alojamento tão bom quanto uma cama de plumas. Se todos os dias atendessem ao meu desejo, isso não deveria me mover; nem me consideraria infeliz se não tivesse uma hora tranquila em minha vida. Não vou me mover nem com dor nem com prazer; mas, apesar de tudo isso, gostaria de ter um jogo mais fácil de jogar e que fosse mais desafiado para moderar minhas alegrias do que minhas tristezas. Se eu fosse um príncipe imperial, preferiria tomar a ser conquistado; e ainda assim eu teria a mesma opinião sob a carruagem de meu conquistador que eu tinha na minha própria. Não é grande coisa tropeçar nas coisas que são mais cobiçadas ou temidas pelas pessoas comuns. Há aqueles que riem da roda de tortura e se lançam sobre uma morte certa, apenas no impulso de uma paixão, talvez raiva, avareza ou vingança; quanto mais sobre um instinto de virtude, que é invencível e firme! Se uma breve obstinação de espírito pode fazer isso, quanto mais uma virtude composta e deliberada, cuja força é equilibrada e perpétua.

Para nos proteger neste mundo, primeiro não devemos ter como objetivo nada que os homens considerem que valha a pena disputar. Em segundo lugar, não devemos valorizar a posse de qualquer coisa que até um ladrão comum pensaria que vale a pena roubar. O corpo de um homem não é um butim. Que o caminho nunca seja tão perigoso para roubos, que os pobres e os nus passem tranquilamente. Uma franqueza de boas maneiras torna a vida de um homem feliz, mesmo apesar do desprezo e do desdém, que é o destino de todo homem transparente. Mas é melhor ainda sermos desprezados pela simplicidade do que ficar perpetuamente sob a tortura de uma falsidade; desde que se tome cuidado para não confundir simplicidade com negligência; e é, além disso, uma vida incômoda a do disfarce; pois, para um homem que pareça ser o que não é, mantém uma vigília perpétua sobre si mesmo e vive com medo de ser descoberto. Ele toma todo homem que olha para ele como um espião, além do trabalho de ser colocado para fazer o papel de outro homem. Em alguns casos, é um bom remédio para um homem dedicar-se aos assuntos civis e aos negócios públicos; e, no entanto, também neste estado de vida, entre ambição e calúnia, dificilmente é seguro ser honesto. Existem, de fato, alguns casos em que um homem sábio cederá; mas que não precise ele ceder facilmente; se ele tiver que se evadir, que possa cuidar de sua honra e que faça sua retirada com a espada na mão e o rosto voltado para o inimigo. De todas as outras, uma vida de estudos é a menos cansativa: ela nos torna mais fáceis para nós mesmos e para os outros, e nos dá amigos e reputação.

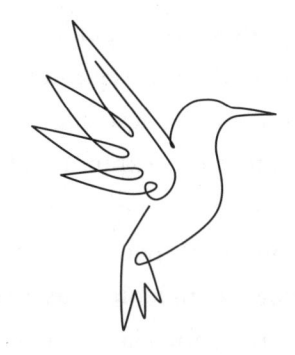

AQUELE QUE ESTABELECE O SEU DESCANSO SOBRE CONTINGÊNCIAS NUNCA ESTARÁ EM REPOUSO

Nunca declare feliz nenhum homem que dependa do destino para sua felicidade; pois nada pode ser mais absurdo do que colocar o bem de uma criatura racional em coisas irracionais. Se perdi alguma coisa, foi acidental; e quanto menos dinheiro, menos problemas; quanto menos favorecimento, menos inveja; mais ainda, mesmo nos casos que nos deixam loucos, não é a perda em si, mas a opinião sobre a perda que nos preocupa. É um erro comum considerar necessárias as coisas que são supérfluas e depender do destino para a felicidade da vida, que surge somente da virtude. Não há confiança em seus sorrisos; o mar se agita e se enfurece em um momento, e os navios são engolidos à noite, no mesmo lugar onde se divertiam pela manhã. E o destino tem o mesmo poder sobre os príncipes que tem sobre os impérios, sobre as nações que tem sobre as cidades, e o mesmo poder sobre as cidades que tem sobre os homens. Onde está aquela riqueza material que não pode ser acompanhada de fome e mendicância? Aquela dignidade que no momento seguinte não pode ser atirada ao pó? Aquele reino que está seguro da desolação e ruína? O tempo de todas as coisas está próximo, tanto o que expulsa o afortunado como o outro que livra o infeliz; e o que pode cair a qualquer momento pode cair hoje mesmo. O que deverá acontecer eu não sei, mas o que pode acontecer eu sei; para que eu não desespere com nada, mas espere tudo; e tudo o que a Providência trouxer será um ganho claro. Cada momento, se me poupa, me engana; e, no entanto, de alguma forma, não me engana; pois, embora eu saiba que qualquer coisa pode acontecer, eu sei da mesma forma que nem tudo acontecerá. Vou esperar o melhor e me preparar para o pior. Acho que não deveríamos culpar tanto o destino por sua inconstância quando nós mesmos sofremos uma mudança a cada momento que vivemos; apenas outras mudanças fazem mais barulho, e isso nos rouba como a sombra em um mostrador, cada pedaço com certeza, mas de forma mais insensível.

O incêndio de Lyon pode servir para nos mostrar que nunca estamos seguros e para nos armar contra todas as surpresas. O terror disso deve ser grande, pois a calamidade é quase sem paralelo. Se tivesse sido disparada por um inimigo, a chama teria deixado mais algum mal a ser feito pelos soldados; mas, para ser totalmente consumido, nunca ouvimos falar de outros terremotos tão perniciosos: tantas raridades a serem destruídas em uma noite; e nas profundezas da paz sofrer uma indignação além do extremo da guerra; quem acreditaria? mas apenas doze horas separando uma cidade tão bela e nenhum sinal dela! Foi reduzida a cinzas em menos tempo do que seria necessário para contar a sua história.

Permanecer inabalável em tal calamidade é dificilmente esperado, e nossa admiração só pode ser equivalente à nossa dor. Que este acidente nos ensine a evitar todas as possibilidades que estão ao alcance do poder do destino. Todas as coisas externas estão sob seu domínio: uma enquanto ela chama nossas mãos em seu auxílio; outra enquanto se contenta com sua própria força e nos destrói com maldades cujo autor não encontramos.

A VIDA FELIZ

Nenhum tempo, lugar ou condição é excluído; ela torna nossos próprios prazeres dolorosos para nós; ela nos faz guerra nas profundezas da paz e transforma os meios de nossa segurança em uma ocasião de medo; ela transforma um amigo em um inimigo, e um inimigo em companheiro; sofremos os efeitos da guerra sem nenhum adversário; e, em vez de falhar, nossa felicidade será a causa de nossa destruição. Para que não esqueçamos ou negligenciemos seu poder, todo dia produz algo extraordinário. Ela persegue os mais temperantes com a doença, as constituições mais fortes com a tísica; ela pune os inocentes, e os mais recolhidos ela ataca com tumultos. Essas glórias que cresceram através de muitas eras, com infinito trabalho e despesas, e sob o favor de muitas Providências auspiciosas, um dia se dispersam e resultam em nada. Aquele que afirmou que um dia, não, uma hora era suficiente para a destruição do maior império poderia ter caído em um momento.

Ainda seria algum consolo para a fragilidade da humanidade e dos negócios humanos se as coisas pudessem se deteriorar tão lentamente quanto são edificadas; mas elas crescem gradualmente e caem em ruína em um instante. Não há felicidade em nada privado ou público; homens, nações e cidades têm todos os seus destinos e períodos; nossos próprios entretenimentos não são isentos de terror, e nossa calamidade surge onde menos esperamos. Esses reinos que resistiram ao choque das guerras estrangeiras e civis virão à destruição sem a visão de um inimigo. Não, devemos temer nossa paz e felicidade mais do que a violência, porque estamos aqui desprotegidos; a menos que em estado de paz cumpramos o dever dos homens na guerra e digamos a nós mesmos: Tudo o que tiver que ser, será. Hoje estou seguro e feliz no amor ao meu país; amanhã sou banido; hoje no prazer, na paz, na saúde; amanhã quebrado sobre uma roda, conduzido em triunfo e na agonia da doença. Preparemo-nos, portanto, para um naufrágio no porto e para uma tempestade na calmaria. Uma violência me afasta de meu país, outra me arrebata; e aquele mesmo lugar, onde um homem pode passar hoje com dificuldade entre a multidão, pode ser amanhã um deserto. Portanto, coloquemos diante de nossos olhos toda a condição da natureza humana e consideremos também o que pode acontecer e o que geralmente acontece. A maneira de tornar as calamidades futuras fáceis para nós no sofrimento é torná-las familiares para nós na contemplação. Quantas cidades na Ásia, Acaia, Assíria, Macedônia foram engolidas por terremotos? Ou melhor, países inteiros estão perdidos e grandes províncias submersas; mas o tempo leva todas as coisas a um fim; pois todas as obras dos mortais são mortais; todas as posses e seus possuidores são incertos e perecíveis; e que maravilha é perder alguma coisa a qualquer momento, quando um dia devemos perder tudo?

Aquilo que chamamos de nosso é apenas emprestado para nós; e o que recebemos gratuitamente, devemos devolver sem reclamar. O que o destino nos dá nesta hora, ele pode tirar na próxima; e aquele que confia em seus favores ou se sentirá enganado, ou então ao menos ficará perturbado, porque deverá sentir-se assim. Não há defesa nos muros, fortificações e máquinas contra o poder do destino; devemos nos prover por dentro, e quando ali estivermos seguros, seremos invencíveis; podemos até ser espancados, mas jamais levados. Ele joga seus presentes entre nós, e nós suamos e brigamos por eles, nunca considerando como o pouco é melhor para o que é esperado por todos. Alguns são encantados com o que recebem; outros, atormentados pelo que não possuem; e muitas vezes se quebra uma perna ou um braço em uma disputa de balcão. Ele nos dá honras, riquezas, favores, apenas para tirá-los logo adiante, seja pela violência, seja pela traição: para que muitas vezes se voltem para o prejuízo do receptor. Ele lança iscas para nós e arma armadilhas como fazemos para pássaros e feras; suas generosidades são armadilhas e ramos espinhosos para nós; pensamos que levamos, mas somos levados. Se eles tivessem algo neles que fosse substancial, eles uma hora ou outra nos encheriam e aquietariam; mas servem apenas para provocar nosso apetite, sem nada mais do que pompa e ostentação para acalmá-lo. Mas o melhor de tudo é que, se um homem não pode consertar seu destino, ele ainda pode consertar suas maneiras e colocar-se tão fora do alcance dele que, quer ele dê, quer retire, resultará no mesmo para nós; pois não somos nem maiores por um, nem menores por outro. Chamamos isso de quarto escuro ou claro; quando na verdade ele não é em si nem um nem outro, mas apenas como o dia e a noite o tornam. E assim é nas riquezas, na força do corpo, na beleza, na honra, na força de vontade: e da mesma forma na dor, na doença, no banimento, na morte: que são em si mesmas coisas medíocres e indiferentes, e apenas boas ou más, conforme são influenciadas pela virtude. Chorar, lamentar e gemer é renunciar ao nosso dever; e é a mesma fraqueza do outro lado exultar e regozijar-se. Prefiro fazer meu destino a esperar por ele, não estando nem deprimido com seus golpes nem deslumbrado com seus favores. Quando Zeno foi informado de que todos os seus bens foram afundados, "Ora, então", disse ele, "o destino pensa em me tornar um filósofo". É uma grande questão para um homem avançar sua mente acima de suas ameaças ou lisonjas; pois aquele que uma vez tirou o melhor dele está seguro para sempre.

Ainda é um certo consolo para os desafortunados que grandes homens estão sob o açoite acompanhados; e que a morte não poupa o palácio mais do que a cabana, e aquele que está acima de mim também tem poder acima dele. Não vemos diariamente funerais sem problemas, príncipes depostos, países despovoados, cidades saqueadas sem sequer pensar em quanto tempo poderá ser a nossa vez? Ao passo que, se apenas nos prepararmos e nos armarmos contra as iniquidades do destino, nunca ficaríamos surpresos.

Quando vemos qualquer homem banido, mendigado, torturado, devemos considerar que, embora a maldade tenha caído sobre um outro, foi também dirigida a nós. Que maravilha se, de tantos milhares de perigos que estão constantemente pairando sobre nós, um venha finalmente nos atingir? O que acontece a qualquer homem poderá acontecer a todos eles; e então quebra a força de uma calamidade presente para prevenir o futuro. Qualquer que seja a nossa carga, devemos suportá-la: como suponhamos que seja rudeza, crueldade, fogo, espada, dores, doenças ou uma presa para feras, não há luta nem remédio senão a moderação. É inútil lamentar qualquer parte de nossa vida, quando a própria vida é miserável por inteiro; e todo o fluxo disso é apenas um curso de transição de um infortúnio para outro.

Um homem pode muito bem se perguntar se deve sentir frio no inverno, enjoar no mar ou ter seus ossos batendo uns nos outros em uma carroça, como no encontro de acidentes graves e cruzes na passagem da vida humana; e é em vão fugir do destino, como se houvesse algum esconderijo onde ele não pudesse nos encontrar; ou esperar qualquer silêncio de sua parte porque ele torna a vida um estado de guerra perpétuo, sem nenhum respiro ou trégua. Podemos concluir sobre isso que seu império é apenas imaginário e que todo aquele que o serve torna-se um escravo voluntário; pois "as coisas que frequentemente são desprezadas pelos sem consideração, e sempre pelos sábios, não são em si mesmas nem boas nem más": como o prazer e a dor; prosperidade e adversidade; que só podem operar em nossa condição externa, sem nenhum efeito adequado e necessário sobre a mente.

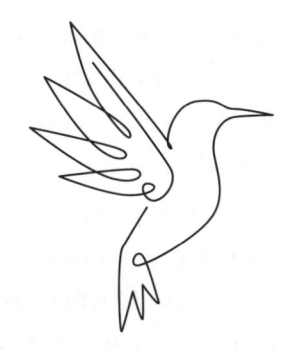

UMA VIDA SENSUAL É UMA VIDA TRISTE

A sensualidade de que tratamos aqui cai naturalmente sob o título de luxúria; que se estende a todos os excessos da gula, volúpia, afeminação de modos; e, em suma, a tudo o que diz respeito ao grande cuidado com a carne.

Para começar agora com os prazeres do paladar (que nos tratam como ladrões egípcios, que estrangulam aqueles que abraçam), o que diremos do luxo de Nomentanus e Apicius, que divertiam suas próprias almas na cozinha: eles têm a música escolhida para seus ouvidos; os óculos mais divertidos para seus olhos; a mais seleta variedade de carnes e bebidas para seus paladares. O que é tudo isso, eu digo, senão uma loucura alegre? É verdade, eles têm seus prazeres, mas não sem pensamentos pesados e ansiosos, mesmo em suas próprias alegrias; além disso, eles são seguidos de arrependimento, e suas brincadeiras são pouco mais que o riso de tantas pessoas fora de si. Suas felicidades são cheias de inquietação, e nem sinceras nem bem fundamentadas: mas precisam de um prazer para sustentar outro; e de novas orações para perdoar os erros das anteriores.

Em sua vida as necessidades devem ser miseráveis, obtidas com grandes dores, e mantidas com dores maiores ainda.

Um desvio supera o outro; a esperança excita outra esperança; ambição gera mais ambição; de modo que eles apenas mudam o assunto de suas misérias, sem buscar nenhum fim para elas; e nunca será sem causas prósperas ou infelizes de inquietação. E se um corpo pudesse ter todos os prazeres do mundo à sua disposição? Quem se tornaria tão desumano, ao aceitá-los, para abandonar sua alma e se tornar um escravo perpétuo de seus sentidos? Esses paladares falsos e miseráveis, que julgam as carnes pelo preço e pela dificuldade, não pela salubridade do paladar, vomitam para poder comer e comem para recuperá-las novamente. Eles cruzam os mares em busca de raridades e, quando as engolem, nem mesmo lhes dão tempo para digerir. Onde quer que a Natureza tenha colocado os homens, ela lhes dá alimento: mas preferimos irritar a fome com excessos a aplacá-la com mais facilidade.

Para que lavramos os mares; ou nos armamos contra homens e feras? Para que fim nos esforçamos, trabalhamos e empilhamos sacos sobre sacos? Podemos aumentar nossas fortunas, mas não podemos nossos corpos; de modo que ele apenas transborde e atropele, seja o que for que levemos, mais do que podemos carregar. Nossos antepassados (pela força de cujas virtudes agora somos sustentados em nossos vícios) viveram cada minuto tão bem quanto nós, quando buscavam e preparavam sua carne com suas próprias mãos; alojados sobre o chão, e ainda não haviam chegado à vaidade do ouro e das pedras preciosas; quando eles juraram por seus deuses terrenos e mantiveram seu juramento, embora morressem por isso.

Os nossos cônsules não viveram mais felizes ao cozinharem a própria carne com aquelas mãos vitoriosas que conquistaram tantos inimigos e tantos louros? Eles não viveram mais felizes, digo, do que nosso Apício (aquele corruptor da juventude, e praga da época em que viveu), que, depois de ter gastado uma fortuna prodigiosa para o seu ventre, se envenenou por medo de morrer de fome, quando ainda tinha duzentos e cinquenta mil coroas em seus cofres? O que pode servir para nos mostrar que é a mente, e não a soma, que torna qualquer homem rico; quando Apício, com todo o seu tesouro, considerou-se em estado de mendicância e tomou veneno para evitar aquela condição pela qual outros teriam pedido em orações. Mas por que chamamos de veneno, o que foi o gole mais saudável de sua vida? Sua gula diária era antes um veneno tanto para ele como para os outros. Sua ostentação dela era intolerável; assim como foram as dores infinitas que suportou para enganar os outros com seu exemplo, que se perderiam rápido o suficiente mesmo sem sua influência.

É uma pena para um homem colocar sua felicidade naqueles divertimentos e apetites que são mais fortes nos brutos. Os animais não comem com um apetite melhor? Eles não têm maior satisfação em seus desejos? E eles não apenas experimentam seus prazeres mais rapidamente, mas também os apreciam sem escândalo ou remorso. Se sensualidade fosse felicidade, os animais seriam mais felizes do que os homens; mas a felicidade humana está alojada na alma, não na carne. Aqueles que se entregam à luxúria ou são atormentados com muito pouco ou oprimidos com muito, e igualmente infelizes, por estarem desertos ou oprimidos: são como homens em um mar perigoso; um que foi preservado a seco sobre uma rocha, e outro, enquanto é engolido por um redemoinho; e tudo isso pelo erro de não distinguir o bem do mal. O caçador, aquele que com o trabalho e o perigo captura um animal selvagem, corre um grande risco depois para mantê-lo; muitas vezes ele rasga a garganta de seu captor; e é a mesma coisa com os prazeres desordenados: quanto em maior número, e quanto maiores eles são, mais geral e absolutamente é seu escravo. Que as pessoas comuns o considerem tão feliz quanto quiserem, ele paga sua liberdade por suas delícias e se vende pelo que compra.

Que qualquer homem dê uma olhada em nossas cozinhas, no número de nossos cozinheiros e na variedade de nossas carnes; não se admirará de ver tanta provisão feita para uma só barriga? Temos tantas doenças quanto cozinheiros ou carnes; e o atendimento do apetite é o estudo agora em voga. Para não falar dos nossos comboios de lacaios e das nossas tropas de metres e garçons: Bom Deus! que uma só barriga empregasse tantas pessoas! Quão nauseantes e incômodos são os estufamentos que se seguem a esses excessos? Carnes simples estão fora de moda, e todas são reunidas em uma; para que o cozinheiro faça o trabalho do estômago; não, e dos dentes também; pois a carne parece ter sido mastigada de antemão: aqui está a luxúria de todos os sabores em um único prato, que se parece mais com vômito do que com uma sopa. Destes pratos compostos surgem doenças compostas, que requerem medicamentos complexos. Acontece a mesma coisa com nossas mentes o que com nossas mesas; vícios simples são curáveis por conselhos simples, mas uma dissolução geral dos modos dificilmente é superada; somos invadidos por uma loucura pública e privada. Os médicos antigos entendiam pouco mais do que a virtude de algumas ervas para estancar o sangue ou curar uma ferida; e seus corpos firmes e saudáveis necessitavam poucas coisas mais antes de serem corrompidos pela luxúria e pelo prazer; e, quando chegou a mudança, seu negócio não era mais aplacar a fome, mas provocá-la com mil invenções e molhos. Aquilo que era alimentado para um estômago vazio tornou-se um fardo para um estômago cheio. Daí vieram a palidez, o tremor e os piores efeitos dos excessos do que a fome; fraqueza nas articulações, a barriga esticada, contaminação pelo cólera, torpor dos nervos e palpitação do coração. Para não falar de vertigens, tormentos de olhos e ouvidos, dor de cabeça, gota, escorbuto, vários tipos de febres e úlceras pútridas, com outras doenças que não são senão o castigo da luxúria. Quando nossos corpos eram fortalecidos pelo trabalho, ou cansados com exercícios ou caça, nossa comida era pura e simples; muitos pratos causaram muitas doenças.

É uma coisa extremamente ruim para um homem não saber a medida de seu estômago, nem pensar que os homens fazem muitas coisas bêbados das quais se envergonham depois quando sóbrios; a embriaguez nada mais é do que uma loucura voluntária. Encoraja os homens a fazer todo tipo de maldade; tanto irrita a maldade quanto a revela; não torna os homens cruéis, mas revela os que o são. Foi durante um ataque de embriaguez que Alexandre matou Clytus. Torna aquele que é insolente mais orgulhoso, aquele que é cruel mais feroz, remove toda a vergonha.

Aquele que é rabugento logo começa a falar mal e gritar. O libertino, sem nenhuma preocupação com a decência ou escândalo, exibe-se com sua prostituta no mercado. A língua de um homem tropeça, sua cabeça gira, ele cambaleia com seus passos. Para não falar das cruezas e doenças que seguem esse destempero, considere as maldades públicas que ele causou. Quantas nações belicosas e cidades fortes, que permaneceram invencíveis a ataques e cercos, foram vencidas pela embriaguez! Não é uma grande honra beber a um companheiro morto? Uma virtude magnífica conseguir engolir mais vinho do que o resto e, ainda assim, ser vencido pelo barril? O que dizer daqueles homens que invertem as atividades do dia e da noite? Como se nossos olhos nos fossem dados para usar somente no escuro? É dia? "É hora de ir para a cama." É noite? "É hora de acordar." Já é de manhã? "Vamos jantar." Quando outras pessoas se deitam, eles se levantam e ficam até a noite seguinte para digerir a orgia do dia anterior. É uma discussão de palhaçada, fazer como as outras pessoas fazem.

A luxúria nos rouba gradativamente; primeiro, ela se mostra em um cuidado mais do que comum com nossos corpos, ela desliza em seguida para os móveis de nossas casas; depois isso afeta até a estrutura, a curiosidade e as despesas da própria casa. Aparece, por fim, nos excessos fantásticos de nossas mesas. Trocamos e misturamos nossas carnes, confundimos nossos molhos, servimos o primeiro que costumava ser o último, e valorizamos nossos pratos não pelo sabor, mas pela raridade. Não, somos tão delicados que devemos ser avisados quando devemos comer ou beber; quando estamos com fome ou cansados; e prezamos alguns vícios como provas e argumentos de nossa felicidade. Os mais infelizes mortais são aqueles que se entregam ao paladar, ou às suas luxúrias: o prazer é curto e logo se torna nauseante, e o fim disso logo é a vergonha ou o arrependimento. É um entretenimento brutal e indigno de um homem colocar sua felicidade a serviço de seus sentidos. Quanto ao colérico, ao contencioso, ao ambicioso, embora a enfermidade seja grande, a ofensa ainda tem algo de viril; mas a mais vil das prostitutas é aquela que se dedica totalmente à luxúria; com suas esperanças e medos, ansiedade de pensamento e inquietações perpétuas, elas nunca estão bem, cheias nem em jejum.

    Que negócio se faz agora a respeito de nossas casas e dieta, que a princípio era óbvio e barato? A luxúria abriu o caminho, e temos empregado nossa inteligência no socorro de nossos vícios. Primeiro desejamos coisas supérfluas, nosso passo seguinte foi a maldade e, em conclusão, entregamos nossas mentes aos nossos corpos, e assim nos tornamos escravos de nossos apetites, que antes eram nossos servos e agora são nossos senhores. O que foi que nos trouxe à extravagância dos bordados, perfumes, camareiras, etc. Ultrapassamos os limites da Natureza e nos lançamos nas superfluidades; tanto, que hoje é apenas para mendigos e palhaços se contentarem com o que é suficiente; nossa luxúria nos torna insolentes e loucos. Tomamos conta de nós como príncipes e voamos em busca de qualquer ninharia, como se fosse um caso de vida ou morte. Que loucura é um homem colocar uma propriedade sobre uma mesa ou um armário, um patrimônio sob pena de penhor, e inflar o preço das curiosidades segundo o perigo de quebrá-las ou perdê-las? Usar roupas que não defendam nem o corpo da mulher nem seu pudor, tão transparentes que se poderia fazer a consciência jurar que ela estava nua: pois dificilmente se mostra mais nas intimidades de seu quarto do que em público? Por quanto tempo iremos cobiçar e oprimir, aumentar nossas posses e contabilizar isso como muito pouco para um homem, o que antes era suficiente para uma nação? E nossa luxúria é tão insaciável quanto nossa avareza. Onde está aquele lago, aquele mar, aquela floresta, aquele pedaço de terra; que não é saqueado para gratificar nosso paladar? A própria terra está sobrecarregada com nossos edifícios; nem um rio, nem uma montanha nos escapa. Oh, se houvesse tais desejos ilimitados em nossos pequenos corpos! Não nos serviriam menos alojamentos? Nós nos acomodamos apenas em um, e, onde não estamos, isso não é propriamente nosso. Com os nossos ganchos, laços, redes, cães, etc. estamos em guerra com todas as criaturas vivas; e nada sai errado, exceto aquilo que é muito barato ou muito comum; e tudo isso para gratificar um paladar fantástico. Nossa avareza, nossa ambição, nossos desejos são insaciáveis; aumentamos nossas posses, aumentamos nossas famílias, vasculhamos o mar e a terra em busca de ornamentos e luxúria. Um touro se contenta com um prado, e uma floresta é o suficiente para mil elefantes; mas o pequeno corpo de um homem devora mais do que todas as outras criaturas vivas. Não comemos para saciar a fome, mas nossa ambição; estamos mortos enquanto estamos vivos, e nossas casas são tanto os nossos túmulos, que um homem poderia escrever nossos epitáfios em nossas próprias portas.

Uma pessoa voluptuosa, enfim, não pode ser um bom homem, um bom patriota, nem um bom amigo; pois ele é transportado por seus apetites, sem considerar que a sorte do homem é a lei da Natureza. Um bom homem (como um bom soldado) se manterá firme, receberá ferimentos, se gloriará em suas cicatrizes e, na própria morte, amará seu senhor por quem se admira; com aquele preceito divino sempre em sua mente, "Siga o bem": ao passo que aquele que reclama, lamenta e geme deve ceder mesmo assim e cumprir seu dever, apesar de seu coração. Agora, que loucura é um homem preferir escolher ser arrastado a seguir, e em vão enfrentar as calamidades da vida humana? Tudo o que é imposto sobre nós por necessidade devemos receber generosamente; pois é tolice lutar com o que não podemos evitar. Nascemos súditos, e obedecer a Deus é a liberdade perfeita. Aquele que faz isso deve ser livre, seguro e quieto: todas as suas ações devem ceder aos seus desejos: e o que o homem pode desejar mais do que não querer nada de fora e ter todas as coisas desejáveis dentro de si? Os prazeres apenas enfraquecem nossas mentes e nos enviam para nosso apoio ao destino, que nos dá dinheiro apenas como um salário de escravidão. Devemos tapar nossos olhos e ouvidos. Ulisses tinha apenas uma rocha a temer, mas a vida humana tem muitas. Cada cidade, ou melhor, cada homem é único; e não há como confiar nem mesmo em nossos amigos mais próximos. Livra-me da superstição de tomar as coisas que são leves e vãs como felicidades.

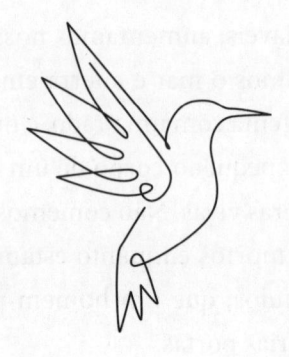

AVAREZA E AMBIÇÃO SÃO INSACIÁVEIS E INCANSÁVEIS

O homem que deseja ser verdadeiramente rico não deve aumentar sua fortuna, mas diminuir seus apetites, pois as riquezas não são apenas supérfluas, mas mesquinhas, e um pouco mais para o possuidor do que para o observador. Qual é o fim da ambição e da avareza quando, na melhor das hipóteses, somos apenas mordomos do que falsamente chamamos de nosso? Todas aquelas coisas que perseguimos com tanto perigo e derramamento de sangue, tanto para guardar como para obter, pelas quais quebramos a fé e desfazemos amizades, o que são elas senão meros depósitos do destino? E não do nosso, mas já se inclinam para um novo senhor. Não há nada nosso senão o que damos a nós mesmos e do que temos uma posse certa e inexpugnável. A avareza é tão insaciável que não cabe à liberalidade contentá-la; e nossos desejos são tão ilimitados que tudo o que obtemos é apenas um caminho para obter mais infinitamente: e, enquanto estivermos preocupados com o aumento da riqueza, perdemos a verdadeira utilidade dela; e gastamos nosso tempo divulgando, chamando e passando nossas contas, sem nenhum benefício substancial, seja para o mundo, seja para nós mesmos. Qual é a diferença entre homens velhos e crianças? Um chora por nozes e maçãs, e o outro, por ouro e prata: um institui tribunais de justiça, ouve e determina, absolve e condena, de brincadeira; o outro faz o mesmo a sério: um faz casas de barro, o outro, de mármore: que as obras dos velhos nada sejam no mundo senão o progresso e a melhoria dos erros das crianças; e eles devem ser aconselhados e punidos também como crianças, não como vingança pelas injúrias recebidas, mas como uma correção pelas injúrias feitas, e para fazê-los desistir e repeti-las. Ainda há algum valor no ouro e na prata; mas, quanto aos julgamentos e estatutos, aquisições e dinheiro para manutenção, são apenas as visões e sonhos da avareza. Jogue uma casca de pão para um cachorro, e ele o pega de boca aberta, engole-o inteiro e logo fica alerta por mais: o mesmo acontece com os presentes do destino; eles vão sem mastigar, e estamos imediatamente prontos para outro bocado. Mas o que a avareza tem a ver agora com o ouro e a prata, tão superada por curiosidades de muito maior valor? Não nos queixemos mais de que não havia uma carga mais pesada colocada sobre aqueles metais preciosos, ou que eles não foram enterrados fundo o suficiente, quando os descobrimos, por cera e pergaminhos e por contratos usurários sangrentos, para desfazer uns aos outros. É notável que a Providência nos tenha deixado à mão todas as coisas para nosso proveito; mas ferro, ouro e prata (sendo esses os instrumentos de sangue e matança, e o preço disso) a Natureza escondeu nas entranhas da Terra.

Não há avareza sem algum castigo, para além do que é para si mesmo. Quão infeliz não é para o desejo! Quão infeliz até mesmo para atingir nossos objetivos! Pois o dinheiro é um tormento maior na sua posse do que na sua busca. O medo de perdê-lo é um grande problema, sua perda é um problema maior, e maior ainda é a opinião dos outros. Não, mesmo no caso de nenhuma perda direta, o homem avarento perde o que nunca obteve. É verdade que as pessoas acham o rico um homem feliz e se projetam na condição dele; mas pode alguma condição ser pior do que aquela que traz consigo vexame e inveja? Nenhum homem deve se gabar de sua fortuna, seus rebanhos de gado, seu número de escravos, suas terras e palácios; pela comparação do que ele possui com o que ainda cobiça para si, ele é um mendigo. Nenhum homem pode possuir todas as coisas, mas qualquer homem pode desprezá-las; e o desprezo pelas riquezas é o caminho mais próximo para obtê-las.

Alguns magistrados são feitos para o dinheiro, e esses geralmente são subornados com ele. Todos nós nos tornamos mercadores e não olhamos para a qualidade das coisas, mas para o preço delas; por recompensa somos piedosos, e por recompensa novamente somos ímpios. Somos honestos, contanto que possamos lucrar com isso; mas, se o próprio diabo pagar melhores salários, mudamos de partido. Nossos pais nos ensinaram a admirar o ouro e a prata, e o amor por isso cresceu conosco a ponto de, quando desejamos mostrar nossa gratidão ao Céu, damos presentes com esses metais. É isso que faz com que a pobreza pareça uma maldição e uma reprovação; e os poetas ajudam a divulgá-lo; a carruagem do sol deve ser toda de ouro; o melhor dos tempos deve ser a Idade de Ouro, e assim eles transformam a maior miséria da humanidade nas maiores bênçãos.

A avareza não apenas nos torna infelizes, mas maléficos para a humanidade. O soldado deseja a guerra; o lavrador quer seu milho valorizado; o advogado ora por dissensão; o médico, por um ano de doenças; aquele que negocia com curiosidades, por luxúria e excessos, pois faz fortuna com as corrupções da época. Ventos fortes e conflagrações públicas dão trabalho para o carpinteiro e o pedreiro, e um homem vive da perda de outro; alguns poucos, talvez, tenham a sorte de ser desmobilizados, mas são todos igualmente perversos. Uma grande praga gera trabalho para o sacristão; e, em uma palavra, quem ganha com os mortos não tem muita bondade com os vivos. Demades de Atenas condenou um sujeito que vendia artigos de primeira necessidade para funerais, ao provar que desejava fazer fortuna para si com seu comércio, o que não poderia ocorrer, senão por uma grande taxa de mortalidade; mas talvez não desejasse tanto ter muitos clientes, e sim vender caro o que comprava barato; além disso, todo aquele comércio deveria ter sido condenado tanto quanto ele foi. Tudo o que aguça nossos apetites, bajula e deprime a mente e, a dilatando, torna-a fraca; primeiro explodindo, e então a enchendo e iludindo com vaidade.

Passar agora dos mais prostituídos de todos os vícios, sensualidade e avareza, para aquela que passa no mundo pelo mais generoso: a sede por glória e dominação. Se aqueles que correm loucos por riqueza e honra pudessem apenas olhar no coração daqueles que já ganharam esses atributos, como se assustariam ao ver aquelas preocupações e crimes hediondos que aguardam pela grandeza ambiciosa: todas aquelas aquisições que deslumbram os olhos do vulgar são apenas falsos prazeres, escorregadios e incertos. Eles são alcançados com trabalho, e a própria posse deles é dolorosa. A ambição nos enche de vaidade e vento: e ficamos igualmente perturbados por ver algum corpo diante de nós, ou nenhum atrás de nós; de modo que ficamos sob uma dupla inveja; pois quem tem inveja de outro também é invejado. O que importa o quão longe Alexandre estendeu suas conquistas se ele ainda não estava satisfeito com o que tinha? Todo homem deseja tanto quanto cobiça; e é trabalho perdido derramar em um vaso que nunca estará cheio. Aquele que subjugou tantos príncipes e nações, após a morte de Clito (um amigo) e a perda de Hyphestion (outro), entregou-se à raiva e à tristeza; e, quando ele era senhor do mundo, ainda era um escravo de suas paixões. Olhe para Ciro, Cambises e toda a linhagem persa, e você não encontrará nem mesmo um homem deles que morreu satisfeito com o que obteve. A ambição aspira de coisas grandes a coisas maiores; e propõe ações até mesmo impossíveis, quando uma vez já chegou a conquistas além da expectativa. É uma espécie de edema; quanto mais um homem bebe, mais ele cobiça. Que qualquer homem observe os tumultos e as multidões que frequentam os palácios; quantas afrontas devemos suportar para sermos admitidos, e quão maiores quando lá entramos! A passagem para a virtude é justa, mas o caminho para a grandeza é íngreme e fica não apenas sobre um precipício, mas também sobre o gelo; e ainda assim é difícil convencer um grande homem de que sua posição é escorregadia, ou persuadi-lo a não depender de sua grandeza; mas todas as superfluidades são prejudiciais. Uma safra excelente derruba o milho; uma carga muito grande de frutas quebra o galho; e nossas mentes também podem estar sobrecarregadas com uma felicidade imoderada. Não, embora nós mesmos estejamos em repouso, nosso destino não o sofrerá: o caminho que leva à honra e à riqueza leva também aos problemas; e encontramos a fonte de nossas tristezas nos próprios objetos de nossas delícias.

Que alegria há na festa e no luxo; na ambição e uma multidão de clientes; nos braços de uma amante ou na vaidade de um saber pouco lucrativo? Esses breves e falsos prazeres nos enganam e, como a embriaguez, vingam a loucura alegre de uma hora com o nauseante e triste arrependimento de muitas horas futuras. A ambição é como um abismo: tudo é tragado por ele e enterrado, além de suas perigosas consequências; pois aquilo que um tirou de todos pode ser facilmente tirado por todos de um novamente. Não foi nem a virtude nem a razão, mas o amor louco por uma grandeza enganosa que animou Pompeu em suas guerras, no exterior ou em casa. O que foi senão sua ambição que o levou às pressas para a Espanha, África e os outros lugares, quando ele já era grande demais na opinião de todos, menos na sua? E a mesma motivação teve Júlio César, que não podia, mesmo então, tolerar um superior a si próprio, quando a comunidade já havia se submetido a dois outros.

Nem foi qualquer instinto de virtude que empurrou Mário, que à frente de um exército foi ele próprio comandado sob o mando da ambição: mas ele finalmente chegou ao destino merecido de outros homens perversos, e a beber ele mesmo do copo que ele encheu para outros. Impomos a nossa razão quando nos permitimos ser transportados com títulos; pois sabemos que nada mais são do que um som mais glorioso; e o mesmo ocorre com os ornamentos dourados, embora haja um brilho que ofusque nossos olhos, nosso entendimento nos diz que ele está apenas do lado de fora, e a matéria embaixo dele é apenas grosseira e comum.

Eu nunca vou invejar aqueles que as pessoas consideram grandes e felizes. Uma mente sã não deve ser abalada por aplausos populares e vãos; nem está no poder de seu orgulho perturbar o estado de nossa felicidade.

A VIDA FELIZ

Um homem honesto é conhecido hoje em dia pela poeira que levanta no caminho, e tornou-se um ponto de honra atropelar as pessoas e manter tudo a distância; embora aquele que é posto fora do caminho possa porventura ser mais feliz do que aquele que o tira. Aquele que deseja exercer um poder lucrativo para si mesmo e doloroso para ninguém mais, que o pratique sobre sua paixão. Aqueles que queimaram cidades, de outra forma invencíveis, conduziram exércitos diante deles e se banharam em sangue humano, após terem vencido todos os inimigos declarados, foram vencidos por sua luxúria, por sua crueldade e sem nenhuma resistência.

Alexandre estava possuído pela loucura de devastar reinos. Ele começou com a Grécia, onde foi criado; e lá ele buscou aquilo que era o melhor; ele escravizou Lacedemon e silenciou Atenas: nem ficou contente com a destruição das cidades que seu pai, Filipe, conquistou ou comprou; mas ele se fez inimigo da natureza humana; e, como o pior dos animais, ele se preocupava com o que não poderia comer.

A felicidade é uma coisa inquieta; ela se atormenta e confunde o cérebro. Isso torna algumas pessoas ambiciosas, outras luxuriosas; ela incha alguns e suaviza outros; apenas (como acontece com o vinho) algumas cabeças a suportam melhor do que outras; mas ela dissolve tudo. A grandeza está à beira de um precipício: e, se a prosperidade leva um homem só um pouco além do seu equilíbrio, ela o domina e o despedaça. É raro para um homem com grande fortuna abandonar sua felicidade suavemente; é um destino comum para um homem afundar sob o peso das felicidades que o elevam. Quantos membros da nobreza Mário transformou em pastores e outras atividades mesquinhas! Não, no exato momento em que desprezarmos nossos servos, podemos ser transformados em servos também.

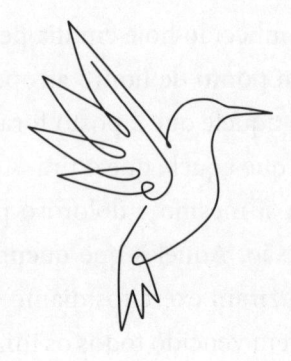

Esperança e medo são a ruína da vida humana

Nenhum homem pode ser considerado perfeitamente feliz quando corre o risco da decepção: que é o caso de todo homem que teme ou espera alguma coisa. Pois esperança e medo, por mais distantes que pareçam um do outro, ambos estão ainda unidos na mesma corrente, como o guarda e o prisioneiro; e um pisa nos calcanhares do outro. A razão disso é óbvia, pois são paixões que olham para a frente e estão sempre preocupadas com o futuro; apenas a esperança é a fraqueza mais plausível das duas, que na verdade, no geral, são inseparáveis; pois um não pode existir sem o outro: mas onde a esperança é mais forte do que o medo, ou o medo é mais forte do que a esperança, chamamos de um ou de outro; pois sem medo não haveria mais esperança, mas certeza; porque sem esperança não haveria mais medo, mas desespero.

Podemos chegar ao entendimento se nossas disputas são vãs ou não, se apenas considerarmos que estamos preocupados com o presente, o futuro ou ambos. Se for o presente, é fácil julgar e o futuro é incerto. É uma coisa tola ser infeliz de antemão com medo da infelicidade que está por vir; pois um homem perde o presente, do qual ele pode desfrutar, na expectativa do futuro: não, o medo de perder algo é tão ruim quanto a própria perda. Serei o mais prudente que puder, mas não tímido ou descuidado; e vou me lembrar e prever quais inconveniências poderão acontecer antes que elas cheguem. É verdade, um homem pode temer, mas não ser temeroso; que nada mais é do que ter a afeição do medo sem o vício dele; mas, ainda assim, uma admissão frequente dele torna-se um hábito. É vergonhoso e pouco humano ser duvidoso, tímido e inseguro; dar um passo para frente e outro para trás; e ser irresoluto. Pode haver algum homem tão medroso que possa preferir cair de uma vez a ficar sempre em suspensão?

Nossas misérias são infinitas, se tivermos medo de todas as possibilidades; a melhor maneira, em tal caso, é retirar um prego com o outro, e qualificar um pouco o medo com esperança; que pode servir para amenizar um infortúnio; embora não para curá-lo. Não há nada que temamos, que seja tão certo de acontecer, como é certo que muitas coisas que temamos não acontecerão; mas relutamos em nos opor à nossa credulidade quando ela começa a nos movimentar e, assim, colocar nosso medo à prova. Muito bem! Mas "e se aquilo que temamos acontecer?" Talvez seja melhor para nós. Suponha que seja a própria morte, por que não poderia ela provar a glória da minha vida? Não foi o veneno que tornou Sócrates famoso? E não foi a espada de Catão uma grande parte de sua honra? "Temamos que algum infortúnio nos sobrevenha?" Não temos certeza de que isso venha a acontecer. Quantas libertações não vieram inesperadamente? E quantas maldades que antevimos nunca aconteceram? É tempo suficiente para lamentar quando elas chegarem e, nesse ínterim, prometer-nos o melhor. O que eu sei, mas alguma coisa ou outra, pode atrasar ou desviar isso? Alguns escaparam do fogo; outros, quando uma casa caía sobre sua cabeça, não sofreram nenhum dano: um homem foi salvo quando uma espada estava em sua garganta; outro foi condenado e sobreviveu a seu carrasco: de modo que a má sorte, vemos, tanto quanto a boa, tem suas futilidades; porventura será, porventura não; e, até que aconteça, não temos certeza disso: muitas vezes tomamos as palavras em um sentido pior do que se pretendia e imaginamos que as coisas sejam piores do que realmente são. É tempo suficiente para suportar um infortúnio quando ele aparecer, sem antecipá-lo.

Aquele que deseja se livrar de todas as apreensões do futuro, deixe-o primeiro assumir como certo que todos os medos cairão sobre ele; e então examine e meça o mal que ele teme, que ele descobrirá não ser grande nem longo. Além disso, para que os males que ele teme sofrer, ele sofra com o próprio medo deles. Como nos sintomas de uma doença que se aproxima, o homem se encontrará preguiçoso e apático: um cansaço em seus membros, bocejando e estremecendo por todo o corpo; assim é no caso de uma mente fraca, ela imagina os infortúnios e torna o homem miserável antes do tempo. Por que eu deveria me atormentar agora com o que, talvez, possa ocorrer daqui a cinquenta anos? Esse humor é uma espécie de doença voluntária e um artifício engenhoso de nossa própria infelicidade, para reclamar de uma aflição que não sentimos. Alguns não são apenas movidos pela própria dor, mas pela mera sugestão dela; já que as crianças começam com uma sombra ou com a visão de uma pessoa deformada. Se temos medo da violência de um inimigo poderoso, é um consolo para nós que quem se torna terrível para os outros não vive sem medo: o menor barulho faz um leão se sobressaltar; e a mais feroz das feras, tudo o que a enfurece, a faz tremer também: uma sombra, uma voz, um odor incomum as desperta.

Considero as coisas mais temíveis de três tipos; necessidades, doença e aquelas violências que podem ser impostas sobre nós por uma mão forte. A última delas tem a maior força, porque vem acompanhada de barulho e tumulto; considerando que as incomodidades da pobreza e das doenças são mais naturais, e nos assaltam em silêncio, sem quaisquer circunstâncias externas de horror: mas a outra marcha com pompa, com fogo e espada, forcas, cremalheiras, ganchos; bestas selvagens para nos devorar; estacas para nos empalar; motores para nos despedaçar; sacos com piche para nos queimar e milhares de outras invenções requintadas de crueldade. Não é de admirar, então, se isso é o mais terrível para nós que se apresenta em tantas formas rudes; e pela própria solenidade torna-se o mais formidável. Quanto mais instrumentos de dor corporal o carrasco nos mostra, mais temeroso ele se torna: pois muitos homens que teriam encontrado a morte de qualquer forma generosa, com resolução suficiente, ainda são vencidos por sua maneira. Quanto às calamidades de fome e sede, úlceras internas, febres escaldantes, ataques de pedra que atormentam, considero essas misérias pelo menos tão dolorosas quanto as demais; só que não afetam tanto a fantasia, porque ocorrem fora das vistas. Algumas pessoas falam alto sobre o perigo a distância; mas (como covardes), quando o carrasco vem cumprir seu dever e nos mostrar o fogo o machado, o cadafalso e a morte em suas mãos, sua coragem lhes falta na hora do aperto, quando mais precisam dela. Doença, (espero) cativeiro, fogo, não são coisas novas para nós; a queda de casas, funerais e batalhas estão todos os dias diante de nossos olhos. O homem com quem jantei na noite passada morreu antes do amanhecer; por que eu deveria me perguntar então, vendo tantos caindo ao meu redor, para ser finalmente eu mesmo o atingido? O que pode ser uma loucura maior do que gritar: "Quem teria sonhado com isso?" E por que não, eu te imploro? Onde está aquela propriedade que não pode ser reduzida à mendicância? Aquela dignidade que não pode ser seguida com banimento, desgraça e desprezo extremo? Aquele reino que não pode cair repentinamente em ruína; mudar seu mestre e ser despovoado? Aquele príncipe que não pode passar pela mão de um carrasco comum? Aquilo que é a fortuna de um homem pode ser de outro; mas a previsão das calamidades que virão quebra a sua violência.

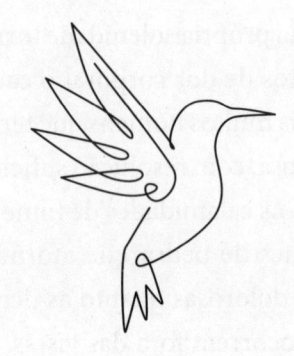

É DE ACORDO COM A ESTIMATIVA VERDADEIRA OU FALSA DAS COISAS QUE SOMOS FELIZES OU INFELIZES

Quantas coisas há que a fantasia torna terríveis à noite, que o dia torna ridículas! O que há no trabalho ou na morte que o homem deve temer? Eles são muito mais leves na ação do que em contemplação; e podemos desprezá-los, mas não o faremos; de modo que não é porque são duros que os tememos, mas eles são duros porque primeiro temos medo deles. Dores e outras violências do destino são para nós a mesma coisa que os *goblins* são para as crianças: somos mais temerosos delas do que feridos por elas. Assumimos nossas opiniões com base na confiança, e erramos pela ação, ainda julgando ser o melhor do que a maioria dos nossos concorrentes possuem. Fazemos um cálculo falso das coisas, porque aconselhamos com opinião, e não de acordo com a Natureza; e isso nos leva a uma estima mais elevada pelas riquezas, honra e poder do que valem: fomos acostumados a admirá-los e recomendá-los, e um erro pessoal rapidamente se torna público. As coisas maiores e menores são igualmente difíceis de entender; consideramos muitas coisas grandes, por falta de compreensão do que efetivamente são; e consideramos outras coisas como pequenas, que frequentemente achamos serem do mais alto valor. Coisas vãs só afetam as mentes vãs. Os acidentes que tanto nos espantam não são terríveis em si mesmos, mas são causados por nossas fraquezas; mas consultamos antes o que ouvimos do que o que sentimos, sem examinar, opor-nos ou discutir as coisas que tememos; de modo que ou ficamos paralisados e trememos, ou então corremos diretamente para eles, como fizeram aquelas tropas que, ao ver levantar a poeira, confundiram um rebanho de ovelhas com o inimigo. Quando o corpo e a mente estão corrompidos, não é de se admirar que todas as coisas se mostrem intoleráveis; e não porque o sejam de verdade, mas porque somos dissolutos e tolos: pois somos apaixonados a tal ponto que, entre a loucura comum dos homens e aquela que cai sob os cuidados do médico, existe apenas esta diferença: uma decorre de uma doença, e a outra, de uma falsa opinião.

Os estoicos afirmam que todos os tormentos que comumente extraem de nós gemidos e ejaculações são em si mesmos triviais e desprezíveis. Mas, à parte essas expressões extravagantes (por mais verdadeiras que sejam), vamos discorrer sobre o assunto no nível dos homens comuns, e não nos tornar tristes antes de nosso tempo; pois as coisas que julgamos estarem próximas podem nunca acontecer. Algumas coisas nos perturbam mais do que deveriam, outras coisas, mais cedo; e algumas coisas nos desorganizam e não deveriam nos incomodar de forma alguma; de modo que aumentamos, ou criamos, ou antecipamos nossas inquietações. Para a primeira parte, deixe-a ficar como um assunto controverso; por aquilo que considero leve, um outro talvez julgue insuportável! Um homem ri sob o chicote, e outro choraminga por um peteleco. Quão triste é a calamidade da pobreza para um homem quando para outro parece mais desejável do que inconveniente? Pois o pobre, que não tem nada a perder, nada tem a temer: e aquele que quiser se divertir para a satisfação de sua alma deve ser realmente pobre, ou pelo menos parecer que sim. Algumas pessoas estão extremamente abatidas com doenças e dores; ao passo que Epicuro abençoou seu destino com seu último suspiro, nos tormentos mais agudos da dor causada pela pedra. Assim como o banimento, que para um homem é tão doloroso e para outro não é mais do que uma simples mudança de lugar: uma coisa que fazemos todos os dias pela nossa saúde, por prazer, digo, e por conta até mesmo de negócios corriqueiros.

Quão terrível é a morte para um homem, enquanto para outro parece a maior Providência da natureza, mesmo para todas as idades e condições! É o desejo de alguns, o alívio de muitos e o fim de todos. Ela liberta o escravo, leva o homem banido para casa e coloca todos os mortais no mesmo nível: de modo que a própria vida seria um castigo sem ela. Quando vejo tiranos, torturas, violências, a perspectiva da morte é um consolo para mim e o único remédio contra os danos da vida.

Não, tão grandes são nossos erros na verdadeira dimensão das coisas, que dificilmente fizemos algo que não tivemos razão para desejar desfeita; e descobrimos que as coisas que temíamos são mais desejáveis do que as que ambicionávamos. Nossas próprias orações têm sido mais perniciosas do que as maldições de nossos inimigos; e devemos orar para que nossas orações anteriores sejam perdoadas. Onde está o homem sábio que deseja para si mesmo os desejos de sua mãe, enfermeira ou de seu tutor; o pior dos inimigos, com a intenção dos melhores amigos. Estaremos perdidos se suas orações forem ouvidas; e é nosso dever orar para que não sejam; pois nada mais são do que execrações bem-intencionadas. Eles tomam o mal pelo bem, e um desejo luta com outro: dá-me antes o desprezo por todas aquelas coisas que eles me desejam em grande abundância. Somos igualmente magoados por alguns que oram por nós e por outros que nos amaldiçoam: uns imprimem em nós um falso medo, e os outros nos prejudicam por engano: de modo que não é de se admirar que a humanidade seja miserável, quando nós somos criados desde o berço sob as imprecações de nossos pais. Oramos por ninharias, sem sequer pensar nas maiores bênçãos; e muitas vezes não nos envergonhamos de pedir a Deus o que deveríamos nos envergonhar de ter perante o nosso próximo.

 Acontece conosco como a uma inocente que meu pai tinha na família; ela caiu cega de repente, e ninguém conseguiu persuadi-la de que estava cega. "Ela não aguentava a casa", gritou, "estava tão escuro", e ainda assim pedia para ir para o exterior. Aquilo de que rimos nela descobrimos ser verdade em nós mesmos, somos cobiçosos e ambiciosos; mas o mundo nunca nos levará a reconhecê-lo, e nós o imputamos ao lugar: não, nós somos o pior dos dois; pois aquela tola cega pediu por um guia, e nós vagamos sem ele. É difícil curar quem não acredita que está doente. Temos vergonha de admitir um mestre e estamos muito velhos para aprender. O vício ainda precede a virtude, de modo que temos dois trabalhos a fazer: devemos abandonar o primeiro e aprender a segunda. Por um mal abrimos caminho para outro e apenas buscamos coisas a serem evitadas, ou aquelas das quais logo nos cansamos. O que parecia demais quando o desejávamos prova ser muito pouco quando o temos; e não é, como alguns imaginam, que a felicidade seja gananciosa, mas é pequena e limitada, e não pode nos satisfazer. Aquilo que consideramos muito alto a distância, descobrimos que é apenas baixo quando chegamos perto dele. E o negócio é que não entendemos o verdadeiro estado das coisas: somos enganados por boatos; quando conquistamos o que almejamos, descobrimos que está estragado ou vazio; ou talvez seja menos do que esperamos, ou talvez excelente, mas não bom.

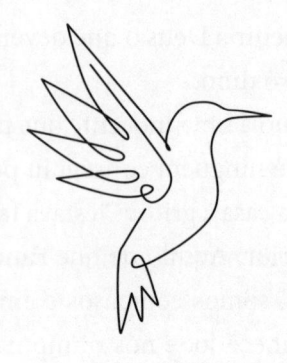

As bênçãos da temperança e moderação

Não há algo que seja necessário para nós que não o tenhamos barato ou gratuitamente: e esta é a provisão que nosso Pai celestial fez para nós, cuja generosidade nunca faltou às nossas necessidades. É verdade que a barriga anseia e nos chama, mas então uma pequena quantidade a satisfaz: um pouco de pão e água é suficiente, e todo o resto é supérfluo. Aquele que vive de acordo com a razão nunca será pobre, e aquele que governa sua vida pela opinião nunca será rico: pois a natureza é limitada, mas a fantasia não tem limites. Quanto à carne, roupas e acomodações, um pouco alimenta o corpo, e também pouco o cobre; de modo que, se a humanidade atendesse apenas à natureza humana, sem escancarar-se nos supérfluos, um cozinheiro seria considerado tão desnecessário quanto um soldado: pois podemos ter coisas necessárias em condições muito simples; ao passo que nos esforçamos muito por excessos. Quando sentimos frio, podemos nos cobrir com peles de animais; e, contra calores violentos, temos grutas naturais; ou com algum vime e um pouco de argila podemos nos defender de todas as estações. A Providência tem sido mais gentil conosco do que nos deixar viver de acordo com nossa inteligência a carecer de invenções e artes.

Só o orgulho e a curiosidade nos envolvem nas dificuldades: se nada servirá a um homem senão roupas e móveis caros, estátuas e pratos, uma numerosa comitiva de criados e as raridades provenientes de todas as nações, não é culpa do destino, mas, sim, dele mesmo, que ele não está satisfeito: pois seus desejos são insaciáveis, e isso não é uma sede, mas uma doença; e se ele fosse o senhor do mundo inteiro, ele ainda seria um mendigo. É a mente que nos torna ricos e felizes, em qualquer condição em que estejamos; e o dinheiro não significa mais para ela do que para os deuses. Se a religião for sincera, não importam os ornamentos; só o luxo e a avareza tornam a pobreza penosa para nós; pois é um assunto muito pequeno que diz respeito às nossas atividades; e, quando tivermos provido contra o frio, a fome e a sede, todo o resto é apenas vaidade e excesso: e não há necessidade de gastos com iguarias estrangeiras ou os artifícios da culinária. O que é pior para a pobreza, que despreza essas coisas? Não, ele não está melhor por isso, por que ele não pode pagar o preço delas? Pois ele é mantido são, queira ou não: e aquilo que um homem não tem meios de fazer, muitas vezes parece que ele não o faria por opção.

Quando olho para trás, para a moderação dos tempos passados, tenho vergonha de falar, como se a pobreza precisasse de algum consolo; pois agora chegamos a esse grau de intemperança, em que um patrimônio significativo é pouco para uma refeição. Homero tinha apenas um servo, Platão três, e Zenão (o mestre da seita masculina dos estoicos) não tinha nenhum. As filhas de Cipião recebiam suas pensões do tesouro comum, pois o pai não lhes deixava um centavo: quão felizes eram seus maridos, que tinham o povo de Roma por sogro! Deve algum homem agora desprezar a pobreza após esses exemplos eminentes, que são suficientes não apenas para justificá-la, mas para recomendá-la? Depois que o único servo de Diógenes fugiu dele, ele foi informado de onde estava e persuadido a trazê-lo de volta: "O que", diz ele, "pode Manes viver sem Diógenes e Diógenes sem Manes?" e então deixou-o partir.

A piedade e a moderação de Cipião tornaram sua memória mais venerável do que seus braços; e mais ainda depois que ele deixou seu país do que enquanto o defendia: pois as coisas chegaram a esse ponto, que ou Cipião seria prejudicial para Roma ou Roma para Cipião. Pão rústico e água para um homem moderado são tão bons quanto um banquete; e as próprias ervas do campo fornecem alimento tanto para o homem como para os animais. Não foi por escolha de carnes e perfumes que nossos antepassados se imortalizaram, mas por meio de ações virtuosas e o suor de trabalhos honestos, militares e viris.

Enquanto a natureza existe em comum e todos os seus benefícios foram gozados promiscuamente, o que poderia ser mais feliz do que o estado da humanidade, quando as pessoas viviam sem avareza ou inveja? O que poderia ser mais rico do que quando não havia um homem pobre a ser visto no mundo? Assim que esta generosidade imparcial da Providência passou a ser contida pela cobiça, e que os particulares se apropriaram daquilo que era destinado a todos, então a pobreza se alastrou pelo mundo, quando alguns homens, por desejarem mais do que recebiam, perderam seu título para o resto; uma perda que nunca será reparada; pois, embora possamos vir ainda a produzir muito, já tivemos tudo um dia. Os frutos da terra eram então repartidos entre os habitantes dela, sem falta nem excesso. Enquanto os homens se contentassem com sua sorte, não haveria violência nem absorção ou ocultação daqueles benefícios para vantagens pessoais, que eram designados para a comunidade; mas todo homem se preocupava tanto com o próximo quanto consigo mesmo. Sem armas ou derramamento de sangue, sem guerra, mas no meio de feras selvagens: sob a proteção de uma floresta ou de uma caverna, eles passavam seus dias sem preocupações e suas noites sem gemidos; sua inocência era sua segurança e proteção. Ainda não havia camas do estado, nem ornamentos de pérolas ou bordados, nem qualquer daqueles remorsos que os acompanham; mas os céus eram seu dossel, e as glórias deles, seu espetáculo. Os movimentos das órbitas, os cursos das estrelas e a maravilhosa ordem da Providência eram sua contemplação. Não havia medo de a casa cair, ou o farfalhar de um rato atrás das paredes; eles não tinham palácios como cidades; mas eles tinham ar livre e espaço para respirar, fontes de cristal, sombras refrescantes, os prados vestidos com sua beleza nativa e cabanas que estavam de acordo com a natureza, e onde viviam contentes, sem medo de perder ou cair. Essas pessoas viviam sem solidão ou fraude; no entanto, devo considerá-los mais felizes do que sábios.

Que os homens eram geralmente melhores antes de serem corrompidos do que depois, não tenho dúvida; e posso acreditar que eles eram mais fortes e mais resistentes também, mas sua inteligência ainda não havia amadurecido; pois a natureza não dá virtude; e tornar-se bom é uma espécie de arte. Eles ainda não haviam rasgado as entranhas da terra em busca de ouro, prata ou pedras preciosas; e tão longe estavam eles de matar qualquer homem, como nós, por puro espetáculo, que eles ainda não haviam chegado a isso, seja pelo medo ou raiva; não, eles poupavam até mesmo os próprios peixes. Mas, depois de tudo isso, eram inocentes porque eram ignorantes: e há uma grande diferença entre não saber ofender e não querer fazê-lo. Eles tinham, naquela vida rude, certas imagens e semelhanças de virtude, mas ainda assim ficaram aquém da própria virtude, que vem apenas por instituição, aprendizado e estudo, conforme é aperfeiçoada pela prática. Na verdade, é o fim para o qual nascemos, mas ainda assim não vem ao mundo conosco; e no melhor dos homens, antes de serem instruídos, encontramos antes a matéria-prima e as sementes da virtude do que a própria virtude. É a maravilhosa benignidade da Natureza que nos revelou todas as coisas que podem nos fazer bem, e apenas escondeu de nós aquelas que podem nos ferir; como se ela não ousasse nos confiar ouro e prata, ou o ferro, que é o instrumento da guerra e da contenda. Fomos nós mesmos que tiramos da terra as causas e os instrumentos de nossos perigos: e somos tão vaidosos a ponto de dar a mais alta estima às coisas às quais a Natureza atribuiu o lugar mais baixo. O que pode ser mais grosseiro e rude na mina do que esses metais preciosos, ou mais servil e sujo do que as pessoas que os cavam e trabalham neles? E ainda assim eles contaminam nossas mentes mais do que nossos corpos e tornam o possuidor mais sujo do que o artífice deles. Os homens ricos, em suma, são apenas os maiores escravos; tanto um como o outro querem muito.

Feliz é aquele homem que só come por fome e bebe só por sede; que se sustenta nas próprias pernas e vive pela razão, não pelo exemplo; e provê para o uso e necessidade, não para a ostentação e pompa! Controlemos nossos apetites, encorajemos a virtude, e antes ficarmos em dívida com nós mesmos pelas riquezas do que com o destino, pois, quando um homem se aproxima de um beco estreito, pode passar ileso por ele. Que minha cama seja simples e limpa, e minhas roupas, também: minha comida sem muita despesa, ou muitos garçons, e nem um fardo para o meu bolso nem para meu corpo, para não sair pela mesma maneira que entrou. O que é pouco para a luxúria, é suficientemente abundante para a natureza. A finalidade de comer e beber é a saciedade; agora, o que importa que um coma e beba mais e outro menos, desde que um não fique com fome, nem o outro com sede? Epicuro, que limita o prazer à natureza, como fazem os estoicos pela virtude, sem dúvida está certo; e aqueles que o citam para autorizar sua volúpia o confundem excessivamente, e só procuram uma boa autoridade para justificar uma causa má: pois seus prazeres da preguiça, gula e luxúria não têm afinidade alguma com seus preceitos ou significado. É verdade que à primeira vista sua filosofia parece efeminada; mas aquele que olhar mais perto dele descobrirá que ele é um homem muito valente, mesmo em suas roupas femininas.

É uma objeção comum, eu sei, que esses filósofos não vivem da maneira que pregam; pois podem agir lisonjeando seus superiores, reunindo propriedades e preocupando-se tanto com a perda da fortuna, ou de amigos, quanto as outras pessoas: tão sensíveis a reprovações quanto luxuriosos ao comer e beber, em seus móveis, em suas casas; tão magníficos em seus pratos, servos e mordomos; tão abundantes e curiosos em seus jardins, etc. Bem! Ainda se fosse assim, ou se fosse vinte vezes mais? É algum grau de virtude para um homem condenar a si mesmo; e se ele não pode chegar ao melhor, que seja, no entanto, melhor do que o pior; e se ele não pode subjugar totalmente seus apetites, no entanto, que aja para controlá-los e diminuí-los. Se eu não viver como prego, observe que não falo de mim mesmo, mas de virtude, nem estou tão ofendido com os vícios dos outros quanto com os meus. Tudo isso foi objetado a Platão, Epicuro, Zeno; nem é nenhuma virtude tão sagrada a ponto de escapar da malevolência. O cínico Demétrio foi um grande defensor da severidade e mortificação; e aquele que se impôs não possuir nada, nem tampouco pedi-lo: e, no entanto, ele teve esse desprezo colocado sobre ele, que sua profissão era a pobreza, não a virtude. Platão é culpado por pedir dinheiro; Aristóteles por recebê-lo; Demócrito por negligenciá-lo; Epicuro por consumi-lo. Como seríamos felizes se pudéssemos imitar os vícios desses homens; pois, se conhecêssemos nossa própria condição, encontraríamos trabalho suficiente para fazer em casa. Mas nós somos como as pessoas que estão se divertindo em uma peça ou uma taverna, enquanto suas próprias casas estão pegando fogo, mas eles não sabem disso. Não, o próprio Catão era considerado um bêbado; mas a embriaguez em si mesma será antes provada não ser um crime do que Catão ser desonesto. Aqueles que demolem templos e derrubam altares mostram sua boa vontade, embora não possam fazer mal aos deuses, e assim é com aqueles que invadem a reputação de grandes homens.

Se os professores da virtude são como o mundo os chama, avarentos, libidinosos, ambiciosos, quais são, então, os que detestam o próprio nome disso: mas as naturezas maliciosas não querem inteligência para abusar dos homens mais honrados do que elas. É prática da multidão latir para homens eminentes como os cachorrinhos fazem para estranhos; pois consideram as virtudes de outros homens a repreensão de sua própria maldade. Devemos fazer bem em elogiar aqueles que são bons, se não, melhor ignorá-los; mas, no entanto, vamos nos poupar: pois, além da blasfêmia da virtude, nossa raiva é inútil. Mas voltando agora ao meu texto.

Estamos prontos o suficiente para limitar os outros, mas relutamos em colocar laços e restrições sobre nós mesmos, embora saibamos que muitas vezes um mal maior é curado por um menor; e a mente que não será levada à virtude por preceitos vem a ela frequentemente por necessidade. Vamos tentar comer um pouco, em um banquinho comum para nos servir, para viver dentro dos limites e acomodar nossas roupas para a finalidade que elas foram fabricadas. Experimentos ocasionais de nossa moderação nos dão a melhor prova de nossa firmeza e virtude. Um apetite bem governado é uma grande parte da liberdade, e é uma sorte abençoada, pois, já que nenhum homem pode ter todas as coisas que ele deseja, possamos todos nós deixar de desejar o que não temos. É função da temperança nos dominar em nossos prazeres; alguns ela rejeita, outros ela qualifica e mantém dentro dos limites. Ah! As delícias do descanso quando um homem fica cansado, e da carne quando ele está com muita fome.

Eu aprendi (diz nosso autor) em uma viagem quantas coisas nós temos que são supérfluas, e quão facilmente elas podem ser deixadas de lado, pois, quando estamos sem elas por necessidade, nós nem mesmo sentimos a falta delas. Este é o segundo dia abençoado (diz ele) que meu amigo e eu viajamos juntos: uma carroça carrega a nós mesmos e nossos servos; o meu colchão está no chão e eu me deito sobre ele: a nossa alimentação está de acordo com o nosso alojamento, e nunca sem os nossos figos e os nossos livros de mesa. O arrieiro sem sapatos e as mulas só provam que estão vivas ao caminhar. Nessa bagagem, não estou disposto, percebo me possuir, mas, sempre que nos encontramos em melhor companhia, logo caio corado, o que mostra que ainda não estou plenamente confirmado nas coisas que aprovo e recomendo. Ainda não cheguei a conquistar minha frugalidade, pois aquele que se envergonha de ser visto em péssimas condições teria orgulho em ser visto em condições esplêndidas. Eu me valorizo com base no que os transeuntes pensam de mim e renuncio tacitamente aos meus princípios, ao passo que preferia erguer minha voz para ser ouvido pela humanidade e dizer-lhes "Vocês são todos loucos. Suas mentes estão fixadas em supérfluos, e vocês não valorizam ninguém por suas virtudes".

Certa noite, cheguei em casa cansado e me joguei na cama com esta consideração a meu respeito: "Não há nada doentio que seja bem recebido". Meu padeiro me disse que não tem pão; mas, diz ele, posso conseguir alguns de seus inquilinos, embora tema que não estejam mais tão bons. Não importa, disse eu, pois ficarei até que melhorem, isto é, até que meu estômago se satisfaça com o pior. Às vezes é prudente praticar a temperança e acostumar-nos um pouco, pois existem muitas dificuldades, tanto no tempo como em lugar, que podem nos forçar a isso.

Quando chegamos à questão do patrimônio, quão estritamente examinamos o que cada homem vale, antes de lhe confiarmos um centavo! "Tal homem", clamamos, "tem uma grande propriedade, mas está astutamente alienada; uma casa muito bonita, mas foi construída com dinheiro emprestado; uma família numerosa, mas ele não mantém contato com seus credores; se suas dívidas fossem pagas, ele não valeria um centavo." Por que não tomamos o mesmo cuidado em outras coisas e examinamos o que cada homem vale? Não é suficiente ter uma longa fila de serviçais, vastas posses ou um incrível tesouro em dinheiro e joias; um homem pode ser pobre com tudo isso. Na melhor das hipóteses, há apenas esta diferença: um homem toma emprestado do usurário, e o outro, do destino. O que significa a escultura ou dourado da carruagem quando o mestre é sempre melhor do que isso?

Não podemos encerrar este capítulo com um exemplo mais generoso de moderação do que o de Fabricius. Pirro o tentou com uma soma de dinheiro para trair seu país, e o médico de Pirro ofereceu a Fabrício uma soma de dinheiro para envenenar seu mestre; mas ele era corajoso demais para ser vencido pelo ouro ou pelo veneno, de modo que recusou o dinheiro e aconselhou Pirro a tomar cuidado com a traição: e isso tudo no calor de uma guerra licenciosa. Fabrício valorizava-se por sua pobreza e estava tão acima da ideia de riquezas quanto do veneno. "Viva Pirro", diz ele, "pela minha amizade; e transforme em sua satisfação aquilo que era antes sua dificuldade": isso quer dizer que Fabrício não poderia ser corrompido.

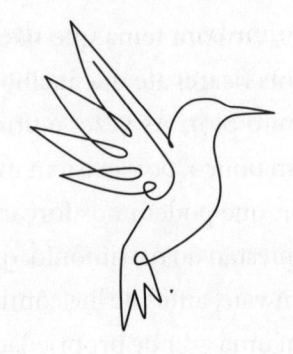

A CONSTÂNCIA DE PENSAMENTO DÁ REPUTAÇÃO AO HOMEM E O FAZ FELIZ, APESAR DE TODOS OS INFORTÚNIOS

Todo o dever do homem pode ser reduzido aos dois pontos de abstinência e paciência; temperança na prosperidade e coragem na adversidade. Já tratamos do primeiro: e o outro segue agora em andamento.

Epicuro quer que um homem sábio suporte todas as ofensas; mas os estoicos não permitirão que essas coisas sejam injúrias, como chamadas por Epicuro. Agora, entre esses dois, há a mesma diferença que encontramos entre dois gladiadores; um recebe as feridas, mas mantém-se firme, o outro diz ao povo, quando está ensanguentado, que é apenas um arranhão, e não permitirá que alguém os separe. Uma lesão não pode ser recebida, mas deve ser infligida; mas pode ser provocada ao outro sem ainda ter recebido; como um homem pode estar na água e não nadar, mas, se ele está nadando, presume-se que ele esteja na água. Ou, se um golpe ou tiro for dirigido contra nós, pode acontecer que um homem erre o alvo, ou algum acidente se interponha para que possa desviar o dano. Aquele que é ferido é passivo e inferior ao que o fere. Mas você dirá que Sócrates foi condenado e executado, e assim foi vítima de uma injúria; mas eu respondo que os tiranos lhe causaram um ferimento, mas ele não foi de modo algum injuriado. Aquele que rouba qualquer coisa de mim e esconde em minha própria casa, embora eu não a tenha perdido, ele cometeu o roubo. Aquele que se deita com sua própria mulher e a toma por outra mulher, embora a mulher permaneça honesta, o homem é um adúltero. Suponha que um homem me dê um gole de veneno que não seja forte o suficiente para me matar; sua culpa permanece, no entanto, mesmo com a decepção. Aquele que passa por mim e me convida para o sexo é tanto um assassino, embora eu o ignore, como se ele tivesse me golpeado no coração. É a intenção, não o efeito, que caracteriza a maldade. Ele é um ladrão que tem a vontade de matar e assassinar, antes que sua mão seja mergulhada em sangue; esse é o sacrilégio, a própria intenção de impor as mãos violentas sobre as coisas sagradas. Se um filósofo for exposto a tormentos, o machado sobre sua cabeça, seu corpo ferido, suas entranhas nas mãos, vou permitir que ele gema; pois a própria virtude não pode despojá-lo da natureza humana; mas, se sua mente permanecer firme, ele terá cumprido sua parte. Uma grande mente capacita um homem a sustentar sua posição com honra; para que ele só aproveite o que encontra em seu caminho, como um peregrino que desejaria chegar ao final de sua jornada.

É a excelência de uma grande mente nada pedir e nada desejar; e dizer: "Não terei nada a ver com a fortuna, que repele Catão e prefere Vatinius. Aquele que desiste de seu domínio e considera qualquer coisa boa que não seja honesta, corre boquiaberto atrás de perdas, passa seus dias em ansiedade e vã expectativa; esse homem é infeliz. E ainda assim é difícil, você dirá, ser banido ou lançado na prisão: não, e se fosse para ser queimado ou destruído de qualquer outro modo? Temos exemplos em todas as épocas e casos, de grandes homens que triunfaram sobre todos os infortúnios. Metelo sofreu o exílio resolutamente, Rutilius alegremente; Sócrates disputou no calabouço; e, embora ele pudesse ter escapado, recusou, para mostrar ao mundo como era fácil subjugar os dois grandes terrores da humanidade: a morte e a prisão. Ou o que podemos dizer de Mucius Scevola, um homem apenas de coragem militar, e sem o apoio da filosofia ou das letras? que, quando descobriu que havia matado o secretário em vez de Porsenna (o príncipe), queimou sua mão direita até as cinzas pelo erro; e manteve seu braço nas chamas até que foi socorrido por seus próprios inimigos. Porsenna perdoou Mucius por sua intenção de matá-lo com mais facilidade do que Mucius se perdoou por ter errado o alvo. Ele poderia ter mais sorte, mas nunca ser mais corajoso.

Catão, na última noite de sua vida, não levou Platão para a cama com ele, com sua espada na cabeceira de sua cama; o primeiro, que ele tivesse a morte sob sua vontade, o outro, para que ele pudesse tê-la sob seu poder; estando decidido que nenhum homem poderia dizer, se ele matou ou se ele salvou Catão? Assim que ele recompôs seus pensamentos, ele pegou sua espada; "Destino", disse ele, "até agora lutei pela liberdade de meu país e pela minha, e apenas para poder viver livre entre os homens livres; mas a causa agora está perdida, e Catão, seguro". Com essas palavras, ele se lançou sobre sua espada; e, depois que os médicos que o socorreram curaram sua ferida, ele a rasgou novamente e morreu com a mesma grandeza de alma com que viveu. Mas esses são exemplos, você dirá, de homens famosos em suas gerações.

Vamos apenas consultar a história e encontraremos, mesmo nas nações mais afeminadas e nos mais dissolutos dos tempos, homens de todos os graus, idades e destinos, ou melhor, até as próprias mulheres, que superaram o medo da morte: o que, na verdade, é tão pouco a temer que, devidamente considerado, é um dos maiores benefícios da Natureza. Foi uma grande honra para Catão, quando seu partido foi rompido, que ele mesmo se mantivesse firme, como teria sido se tivesse vencido e estabelecido uma paz universal: pois é uma prudência semelhante tirar o melhor proveito de um jogo ruim ou administrar um bom jogo. No dia em que foi repelido, ele jogou e, na noite em que se matou, ele leu, como avaliando a perda de sua vida, como a perda de uma ação, na mesma proporção. As pessoas, eu sei, são capazes de se pronunciar sobre as fraquezas de outros homens pela própria medida, e pensar que é impossível que um homem deva contentar-se em ser queimado, ferido, morto ou algemado, embora em alguns casos ele possa. Cabe apenas a uma grande mente julgar grandes coisas; pois, de outro modo, aquilo que é nossa enfermidade parecerá ser de outro corpo, como uma vara reta na água parece torta: aquele que cede atrai sobre sua própria cabeça sua própria ruína; pois temos certeza de tirar o melhor do destino, se apenas lutarmos com ele. Esgrimistas e lutadores, vemos quantos golpes e contusões eles suportam, não apenas por honra, mas pelo exercício. Se virarmos as costas uma vez, seremos derrotados e perseguidos; pois só é feliz o homem que tira o bem do mal, que permanece firme em seu julgamento e indiferente a qualquer violência externa; ou, no entanto, tão pouco tocado que a flecha mais afiada na aljava do destino é mais como uma picada de agulha para ele do que um ferimento; e todas as outras armas o atingem apenas como granizo no telhado de uma casa, que estala e salta novamente, sem nenhum dano ao habitante.

Um jovem generoso e perspicaz entenderá que é uma felicidade encarar a má sorte. Não é nada para um homem manter a cabeça erguida com calma; mas manter seu posto quando todos os outros abandonaram suas posições, e ali ficar de pé onde outros homens foram derrotados, isso é divino e louvável. Que mal há nos tormentos, ou nas coisas que comumente chamamos de cruzes dolorosas? O grande mal é a falta de coragem, a reverência e a submissão a eles, o que nunca pode acontecer a um homem sábio; pois ele permanece em pé sob qualquer peso; nada do que deve ser suportado o desagrada; ele conhece sua força, e, qualquer que seja o destino de qualquer homem, ele nunca reclama, mesmo que seja o seu. A Natureza, diz ele, não engana ninguém; ela não nos diz se nossos filhos serão justos ou sujos, sábios ou tolos, bons súditos ou traidores, nem se nosso destino será bom ou mau. Não devemos julgar um homem por seus ornamentos, mas despojá-lo de todas as vantagens e imposturas do destino, não, de seu próprio corpo também, e examinar sua mente. Se ele pode ver uma espada nua diante de seus olhos sem ao menos piscar; se for indiferente para ele se sua vida lhe sairá pela garganta ou pela boca; se ele pode ouvir a si mesmo ser condenado a tormentos ou exílios, sob as mãos do carrasco, e disser assim a si mesmo: "Tudo isso está previsto, e nada mais é do que um homem sofrendo o destino da humanidade". Este é o estado de espírito que fala de um homem feliz; e, sem isso, todas as confluências de confortos externos significam não mais do que a personificação de um rei no palco; quando a cortina é fechada, somos apenas atores novamente. Não que eu finja isentar um homem sábio de um certo número de homens, como se ele não sentisse dor; mas eu o considero como composto de corpo e alma; o corpo é irracional e pode ser ferido, queimado, torturado; mas a parte racional é destemida, invencível e não deve ser abalada. É isso que considero o supremo bem do homem; que, até que seja aperfeiçoado, é apenas uma agitação instável de pensamento, e na perfeição uma estabilidade inamovível. Não é em nossas contendas com o destino, como nas do teatro, onde podemos jogar nossas armas e orar por misericórdia; mas aqui devemos morrer firmes e resolutos. Não há necessidade de encorajamento para as coisas às quais somos inclinados por um instinto natural, como a preservação de nós mesmos com facilidade e prazer; mas quando se trata da prova de nossa fé por tormentos, ou de nossa coragem por feridas, essas são dificuldades contra as quais devemos estar protegidos pela filosofia e preceitos; e, no entanto, tudo isso não é mais do que aquilo para o qual nascemos, e não é absolutamente surpreendente; de modo que um homem sábio não apenas se prepara para isso, como espera tudo o que pode vir a acontecer. Meu corpo é frágil e sujeito não só às demonstrações de violência, mas também às aflições, que naturalmente sucedem nossos prazeres. Refeições completas trazem imaturidade; frequentar prostíbulos e a bebida fazem tremer as mãos e as pernas. Só a surpresa e a novidade da coisa tornam aquele infortúnio terrível, o que, por previsão, poderia ser tornado mais fácil para nós: pois aquilo que algumas pessoas tornam leve pelo sofrimento, outras o fazem por previsão. O que quer que seja necessário, devemos suportar com paciência. Não é uma coisa nova morrer, nenhuma novidade a lamentação e nenhuma novidade ser feliz novamente. Devo ser pobre? Terei companhia no banimento? Vou imaginar que nasci lá. Se eu morrer, não ficarei mais doente; e é algo que só posso passar uma vez.

Jamais deveríamos nos admirar com algo para o qual nascemos; pois nenhum homem tem razão para reclamar, quando estamos todos na mesma condição. Aquele que foge pode ter sofrido; e é igual submeter-se à lei da mortalidade. Devemos enfrentar os frios do inverno, os calores do verão; as enfermidades do ar e as doenças do corpo. Uma fera nos encontra em um lugar, e um homem mais brutal, em outro; estamos aqui ameaçados pelo fogo, ali pela água. Demétrio foi reservado pela Providência para a época em que viveu, para mostrar que nem os tempos podiam corrompê-lo, nem ele poderia reformar o povo. Ele era um homem de julgamento exato, firme em seus objetivos e de forte eloquência; não era muito criterioso em suas palavras, mas seu sentido era viril e veemente. Ele era tão qualificado em sua vida e discurso que serviu tanto de exemplo como de reprovação. Se a sorte tivesse oferecido a esse homem o governo e a posse de todo o mundo, sob a condição de não o devolver, atrevo-me a dizer que ele o teria recusado; e assim exporia a questão com você: "Por que você tentaria um homem livre a colocar seu ombro sob um fardo; ou um homem honesto para se poluir com a escória da humanidade? Por que me ofereces os despojos dos príncipes e das nações, e o preço não só do seu sangue, mas também das suas almas?"

É parte de uma grande mente ser temperante na prosperidade, decidido na adversidade; desprezar o que o vulgo admira e preferir a mediocridade a um excesso. Não foi Sócrates oprimido com pobreza, trabalho, ou melhor, a pior das guerras em sua própria família, uma mulher feroz e turbulenta por sua esposa? Não eram seus filhos indóceis e semelhantes à mãe? Depois de vinte e sete anos passados em armas, ele caiu na escravidão dos trinta tiranos, e a maioria deles seus amargos inimigos: ele foi finalmente sentenciado como "um violador da religião, um corruptor da juventude e um inimigo comum de Deus e do homem". Depois disso, foi aprisionado e morto por envenenamento, o que estava tão longe de afetar sua mente que nunca se alterou, como foi alterado seu semblante. Devemos suportar os acidentes ruins como as estações do ano, enfermidades ou doenças desagradáveis; e por que não podemos contar as ações dos homens ímpios entre esses mesmos acidentes; suas decisões não são conselhos, mas fraudes, ciladas e movimentos desordenados da mente; e nunca deixam de ter mil pretensões e ocasiões para fazer o mal a um homem. Eles têm seus informantes, seus cavaleiros a postos; podem interessar-se por homens poderosos, e alguém pode ser roubado tanto no banco como na estrada. Eles ficam à espreita de vantagens e vivem em perpétua agitação entre a esperança e o medo; ao passo que aquele que é verdadeiramente composto suportará todos os choques, seja de violências, seja de lisonjas ou ameaças, sem perturbação. É um medo interior que nos faz curiosos pelo que ouvimos no exterior.

É um erro atribuir o bem ou o mal ao destino; mas a questão é que nós podemos; e nós mesmos somos a causa disso, sendo na verdade os artífices de nossa própria felicidade ou miséria: pois a mente está acima do destino; se esse for o mal, torna mau tudo o mais; mas, se for certo e sincero, corrige o que está errado e apazigua o que é difícil, com modéstia e coragem. Existe uma grande diferença entre aqueles que o mundo chama de sábios. Alguns assumem resoluções privadas de se opor ao destino, mas não conseguem prosseguir com elas; pois eles estão ofuscados com esplendor por um lado, ou assustados com os terrores por outro; mas há outros que fecharão e lutarão com o destino e ainda assim sairão vitoriosos.

Múcio venceu o fogo; Regulus, a forca; Sócrates, o veneno; Rutilius, o banimento; Catão, a morte; Fabricius, as riquezas; Tubero, a pobreza; e Sextius, as honras. Mas há alguns também tão delicados que não podem sequer suportar um relato escandaloso; o que é a mesma coisa que se um homem brigasse por ser empurrado na multidão ou espancado enquanto caminha pelas ruas. Aquele que tem um grande caminho a percorrer deve esperar escorregar, tropeçar e se sentir cansado. Para o homem luxurioso, a frugalidade é um castigo; trabalho e indústria para o preguiçoso; não, o próprio estudo é um tormento para ele; não que essas coisas sejam difíceis para nós por natureza, mas nós mesmos somos vaidosos e irresolutos; ou melhor, muitos de nós nos perguntamos como um homem pode viver sem vinho ou suportar levantar-se tão cedo pela manhã.

Um homem corajoso deve esperar ser derrubado; pois ele deve dirigir seu curso nas garras do destino e trabalhar contra o vento e o clima. No sofrimento dos tormentos, embora pareça apenas uma virtude, o homem exerce muitas. A que é mais eminente é a paciência (que é apenas um ramo da fortaleza). Mas há prudência também na escolha da ação e no suportar o que não podemos evitar; e há constância em suportá-lo resolutamente; e há a mesma concordância também de várias virtudes em outros empreendimentos generosos.

Quando Leônidas estava para levar seus trezentos homens para o Estreito de Termópilas, para deter o enorme exército de Xerxes: "Venham, companheiros soldados", disse ele, "jantem aqui como se fossem jantar em outro mundo". E eles responderam à sua proposta. Quão claro e imperioso foi aquele breve discurso de Cedício aos seus homens sobre uma ação desesperada! E que mistura gloriosa havia em ambos de bravura e coragem! "Soldados", diz ele, "é necessário que sigamos, mas não é necessário que voltemos". Essa breve e pertinente arenga valia dez mil das frívolas objeções e divergências das escolas, que mais quebram a mente do que fortalecem; e, quando se tornam perplexas e cheias de dificuldades e escrúpulos, eles as deixam. Nossas paixões são numerosas e fortes, e não devem ser dominadas com manobras e truques, como se um homem devesse se comprometer a defender a causa de Deus e do homem com um junco. Foi uma notável peça de honra e política em conjunto, aquela ação de César ao tomar o gabinete de Pompeu na batalha de Farsália: é provável que as cartas nele contidas pudessem descobrir quem eram seus amigos e quem eram seus inimigos; e ainda assim ele o queimou sem sequer abri-las; considerando-a a maneira mais nobre de perdoar, de se manter ignorante tanto do ofensor como da ofensa. Foi uma presença de espírito corajosa também em Alexandre, que, a conselho de que seu médico Filipe pretendia envenená-lo, pegou a carta com o conselho em uma das mãos e a xícara com a outra; entregando a Philip a carta para ler enquanto ele próprio bebia a poção.

Alguns são de opinião de que a morte dá ao homem coragem para suportar a dor e que a dor fortalece o homem contra a morte: mas eu digo antes que o homem sábio depende de si mesmo contra ambas e que ele ou sofre com paciência na esperança da morte ou morre voluntariamente, porque está cansado da vida; mas ele carrega a primeira e espera pela outra, e carrega uma mente divina em todos os acidentes da vida humana. Ele considera a fé e a honestidade o bem mais sagrado da humanidade, que não deve ser forçada pela necessidade nem corrompida pela recompensa; mate, queime, rasgue-o em pedaços, ele será fiel à sua confiança; e, quanto mais um homem trabalhar para fazê-lo revelar um segredo, mais profundamente ele o esconderá. A resolução é a defesa inexpugnável da fraqueza humana, e é uma Providência maravilhosa que a acompanha.

Horatius Cocles opôs seu próprio corpo a todo o exército até que a ponte foi cortada atrás dele e então saltou no rio com sua espada na mão e saiu em segurança para voltar ao seu grupo. Houve um sujeito questionado sobre uma conspiração sobre a vida de um tirano, e submetido à tortura para revelar seus confederados: ele nomeou, um por um, todos os amigos do tirano que estavam ao seu redor; e, ainda como eram chamados, eles foram condenados à morte; o tirano perguntou-lhe finalmente se havia mais. "Sim", disse ele, "você estava na trama; e agora você nunca mais terá outro amigo no mundo"; então o tirano cortou a garganta de seus próprios guardas. "Ele é o homem feliz que é dono de si mesmo e triunfa sobre o medo da morte, que venceu os conquistadores do mundo."

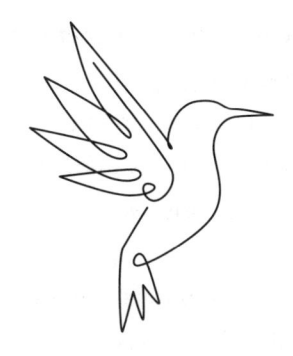

NOSSA FELICIDADE DEPENDE EM GRANDE MEDIDA DA ESCOLHA DE NOSSAS COMPANHIAS

O conforto da vida depende da conversa. Bons ofícios, concórdia e sociedade humana são como o trabalho de um arco de pedra; tudo cairia ao chão se uma peça não suportasse a outra. Acima de tudo, tenhamos ternura pelo sangue; e ainda é muito pouco para não machucar, a menos que lucremos uns com os outros. Devemos socorrer os aflitos; para colocar o andarilho em seu caminho; e repartir o nosso pão com os famintos: o que é apenas fazer bem a nós mesmos, pois somos apenas vários membros de um grande corpo. Não, somos todos consanguíneos, formados dos mesmos materiais e concebidos para o mesmo fim; isso nos obriga a uma ternura e conversas mútuas; e a outra, viver com respeito à equidade e justiça. O amor pela sociedade é natural; mas a escolha de nossas companhias é questão de virtude e prudência. Exemplos nobres nos estimulam a ações nobres; e a própria história das grandes almas públicas inspira um homem com pensamentos generosos. Faz o homem desejar estar em ação e fazer algo pelo qual o mundo pode ser o melhor; como protegendo os fracos, libertando os oprimidos, punindo os insolentes. É uma grande bênção a própria consciência de dar um bom exemplo; além disso, que é a maior obrigação que qualquer homem pode impor na época em que vive.

Quem conversa com o orgulhoso se enche de soberba; um conhecido lascivo torna o homem lascivo; e a maneira de proteger um homem da maldade é afastar-se dos exemplos dela. É demais tê-los perto de nós, mas mais ainda tê-los dentro de nós, maus exemplos, prazer e facilidade, são, sem dúvida, grandes corruptores de modos.

Um solo rochoso endurece o casco do cavalo; o alpinista faz o melhor soldado; o mineiro é o melhor pioneiro, e a severidade da disciplina fortalece a mente. Em todos os excessos e extremos de boa e má sorte, recorramos a grandes exemplos que desprezaram a ambos. "Esses são os melhores instrutores que ensinam com suas vidas e provam suas palavras por meio de suas ações."

Assim como um mau ar pode pôr em perigo uma boa constituição, também um lugar de mau exemplo pode pôr em perigo um homem bom; ou ainda, há alguns lugares que têm o privilégio de ser licenciosos, e onde a luxúria e a dissolução dos costumes parecem ser legais; para grandes exemplos dê autoridade e desculpa para a iniquidade. Esses lugares devem ser evitados por serem perigosos para os nossos modos. O próprio Aníbal foi destreinado pela frouxidão da Campânia e, embora um conquistador por seus braços, foi dominado por seus prazeres. Eu preferiria viver entre açougueiros a viver entre cozinheiros, digo, mas um homem pode ser moderado em qualquer lugar, mas para ver homens bêbados cambaleando para cima e para baixo em todos os lugares, e apenas o espetáculo de desejo, luxúria e excesso diante de nossos olhos, não é seguro para nos expor à tentação. Se o próprio Aníbal vitorioso não pôde resistir a isso, o que será de nós, que estamos subjugados e já cedemos terreno às nossas luxúrias? Aquele que tem que lidar com um inimigo em seu peito tem uma tarefa mais difícil sobre ele do que aquele que o encontra no campo; seu perigo é maior se ele perde terreno, e seu dever é perpétuo, pois ele não tem lugar nem tempo para descansar. Se dou lugar ao prazer, devo também ceder à dor, à pobreza, ao trabalho, à ambição, à raiva, até que seja despedaçado por minhas desgraças e luxúrias. Mas, contra tudo isso, a filosofia propõe uma liberdade, isto é, uma liberdade das ações dos acidentes e do destino. Não há nada que faça mais mal à humanidade do que os mestres mercenários e a filosofia, que não vivem como ensinam; eles trazem um escândalo à virtude. Como pode alguém esperar que um navio siga um curso afortunado quando o piloto está chafurdando em seu próprio vômito? É comum primeiro aprender a fazer o mal a nós mesmos e depois instruir os outros a fazê-lo: mas aquele homem precisa ser muito perverso para acumular em si a maldade de outras pessoas.

A melhor conversa é com os filósofos, ou seja, com aqueles que nos ensinam o tema, não as palavras, que nos pregam as coisas necessárias e nos mantêm em prática delas. Não pode haver paz na vida humana sem o desprezo por todos os eventos. Não há nada que ponha pensamentos melhores em um homem, ou antes o coloque fora do caminho, do que um bom companheiro, pois o exemplo tem força de preceito e toca o coração com afeição à bondade; e não apenas o ouvir e ver frequentes de um homem sábio nos delicia, mas o próprio encontro com ele sugere uma contemplação proveitosa, tal como um homem se sente emocionado quando vai a um lugar sagrado. Terei mais cuidado com quem como e com quem bebo do que com o quê, pois, sem um amigo, a mesa é apenas uma manjedoura.

A escrita vai bem, mas o discurso pessoal e a conversa são melhores; pois os homens dão grande crédito aos seus ouvidos e recebem impressões mais fortes do exemplo do que da preleção. Cleantes nunca teria atingido a Zeno com tanta força se não tivesse estado com ele em todas as suas privacidades, se não o tivesse visto e observado se ele praticava ou não de acordo com o que ensinava. Platão tirou mais proveito dos modos de Sócrates do que de suas palavras, e não foi a escola, mas a companhia e a familiaridade com Epicuro que tornou Metrodoro, Hermaco e Poliena tão famosos.

Agora, embora seja por instinto que cobiçamos a sociedade e evitamos a solidão, ainda devemos levar isso conosco, que quanto mais conhecimento, maior o perigo: não, não há um homem entre cem que deva ser confiável. Se a companhia não pode nos modificar, ela pode nos interromper, e aquele que para no caminho perde muito de uma vida curta, que nós tornamos ainda mais curta por nossa inconstância. Se um inimigo estivesse em nossos calcanhares, que pressa deveríamos ter! Mas a morte é assim, e ainda assim não nos importamos. Não há aventura de natureza terna e fácil entre as pessoas, pois é provável que se convertam conforme a maioria. Talvez abalasse a constância de Sócrates, Catão, Lélio ou qualquer um de nós, mesmo quando nossas resoluções estão em alta, suportar o choque do vício que nos pressiona com uma espécie de anuência pública.

É um mundo de danos que podem ser feitos por um único exemplo de avareza ou luxo. Um paladar voluptuoso faz muitos. Um vizinho rico desperta inveja, e uma companhia fugitiva leva a maldade aonde quer que vá. O que acontecerá então com aquelas pessoas que se expõem a uma violência popular? Que está errada de ambas as maneiras; ou por obedecerem aos ímpios, porque são muitos, ou por brigarem com a multidão, porque não tem princípios iguais. A melhor maneira é se retirar e se associar apenas com aqueles que podem ser melhores para nós e nós para eles. Esses respeitos são mútuos; pois, enquanto ensinamos, aprendemos. Para negociar com liberdade, não ouso confiar em mim mesmo nas mãos de muitas companhias: nunca vou para o exterior para retornar para casa sendo o mesmo homem que a deixou. Uma coisa ou outra que eu coloquei em ordem está confusa; alguma paixão que eu havia dominado volta à cabeça; e é apenas com nossas mentes como depois de uma longa indisposição com nossos corpos; ficamos tão sensíveis que a menor respiração nos expõe a uma recaída. E não é de admirar que uma conversa numerosa seja perigosa, onde raramente há apenas um homem, que, por seu discurso, exemplo ou comportamento, ou nos recomenda, ou imprime em nós, ou, por uma espécie de contágio, infecciona-nos insensivelmente com um vício ou outro; e quanto mais pessoas, maior é o perigo. Cuidemos especialmente dos espetáculos públicos onde a maldade se insinua com prazer; e, acima de tudo, evitemos espetáculos de crueldade e sangue; e não tenhamos relação com aqueles que estão perpetuamente choramingando e reclamando; pode haver fé e bondade ali, mas não paz. Pessoas que estão tristes ou com medo, sobre os quais nós comumente, para o bem delas, colocamos uma guarda, por medo de que façam mau uso de estar sozinhas; especialmente os imprudentes, que ainda estão planejando o mal, seja para os outros ou para si mesmos, ao acalentar suas luxúrias ou formar seus desígnios. Tanto mais para a escolha de uma companhia; devemos passar agora para a de um amigo.

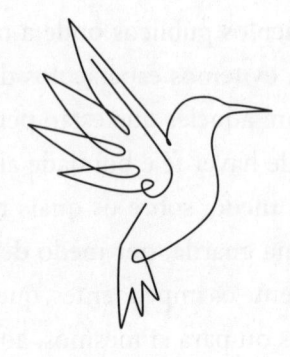

AS BÊNÇÃOS DA AMIZADE

De todas as felicidades, a mais encantadora é a de uma amizade firme e gentil. Ela suaviza todas as nossas preocupações, dissipa nossas tristezas e nos aconselha em todas as extremidades. Não, se não houvesse outro conforto nisso do que o simples exercício de uma virtude tão generosa, mesmo por essa única razão, um homem não ficaria sem ela. Além disso, é um antídoto soberano contra todas as calamidades, mesmo contra o próprio medo da morte.

Mas não devemos contar nossos amigos pelas visitas que nos são feitas; e confundir as cordialidades da cerimônia e do comércio com as ações das afeições unidas. Caius Gracchus, e depois dele Livius Drusus, foram os homens que introduziram entre os romanos a maneira de separar seus visitantes; alguns foram levados para seus aposentos, outros apenas foram admitidos na antecâmara; e alguns, novamente, tiveram de esperar no corredor, talvez, ou no tribunal. Para que tivessem amigos do primeiro, do segundo e do terceiro nível; mas nenhum deles era verdadeiro: apenas são chamados assim correntemente, quando saudamos estranhos com um título ou outro de respeito em alguma ocasião. Não há como depender daqueles homens que apenas aceitam seus elogios por sua vez e preferem escapar pela porta a entrar por ela. Ele cometerá um grande erro, aquele que procurar um amigo em um palácio, ou o encontre em um banquete.

A grande dificuldade reside na escolha dele; quer dizer, em primeiro lugar, que ele seja virtuoso, pois o vício é contagioso, e não há como confiar no são e no doente juntos; e ele também deveria ser um homem sábio, se alguém soubesse onde o encontrar; mas, neste caso, quem está menos doente é o melhor, e o mais alto grau de prudência humana é apenas a mais venial das tolices. Aquela amizade em que os afetos dos homens são cimentados por um amor igual e comum pelo bem não é a esperança, nem o medo, nem qualquer interesse privado, que pode jamais dissolvê-la: mas nós a carregamos conosco para nossos túmulos e deitamos nossas vidas por ela com satisfação. O bem de Paulina e o meu (diz nosso autor) eram tão entrelaçados que, ao prover-lhe o conforto, providenciava o meu também; e, quando eu não consegui convencê-la a cuidar menos de mim, ela me persuadiu a cuidar mais de mim.

Algumas pessoas questionam se o maior deleite é desfrutar de uma velha amizade ou adquirir uma nova; mas está no preparo de uma amizade e na posse dela, como ocorre com o lavrador na semeadura e na colheita; seu deleite é a esperança de seu trabalho em um caso, e o fruto dele; no outro. Minha conversa fica entre meus livros, mas, ainda nas cartas de um amigo, imagino que tenho a companhia dele; e, quando lhe respondo, não apenas escrevo, mas falo: e, com efeito, um amigo é um olho, um coração, uma língua, uma mão, em qualquer distância. Quando os amigos se veem pessoalmente, eles não se veem como quando estão separados, onde a meditação dignifica a perspectiva; mas eles estão efetivamente em grande medida ausentes, mesmo quando estão presentes. Considere suas noites separados, seus estudos particulares, seus empregos separados e visitas necessárias; e eles estão quase tão juntos quanto separados, quanto presentes. Os verdadeiros amigos são o mundo inteiro uns para os outros; e aquele que é amigo de si mesmo é também amigo da humanidade. Mesmo em meus estudos, o maior prazer que tenho com o que aprendo é ensiná-lo aos outros; pois não há apetite, penso eu, na posse de qualquer coisa sem um parceiro; mais ainda, se a própria sabedoria me fosse oferecida sob a condição de mantê-la apenas para mim, eu sem dúvida a recusaria.

Lucilo me diz que um amigo lhe escreveu, mas me avisa, além disso, para não lhe dizer nada sobre o caso em questão; pois ele mesmo está sob a mesma guarda. O que é isso senão afirmar e negar a mesma coisa ao mesmo tempo, chamando um homem de amigo, em quem não ousamos confiar como nossa própria alma? Pois não deve haver reservas na amizade: tanta deliberação quanto você quiser antes que a liga seja estabelecida, mas nenhuma dúvida ou ciúme depois. É uma fraqueza absurda amar um homem antes de conhecê-lo e não cuidar dele depois. É necessário um tempo para considerar uma amizade, mas a resolução, uma vez tomada, dá a ele o direito de meu próprio coração. Considero que meus pensamentos estão tão seguros em seu peito quanto nos meus: devo, sem nenhum escrúpulo, torná-lo o confidente de minhas preocupações e conselhos mais secretos.

É um grande caminho para tornar um homem fiel, deixá-lo entender que você o considera assim: e aquele que o faz, mas apenas suspeite que eu possa enganá-lo, me dá uma espécie de direito de enganá-lo. Quando estou com meu amigo, creio que estou sozinho, e tão livre para falar qualquer coisa quanto para pensar, e, como nossos corações são um, assim deve ser nosso interesse e conveniência; pois a amizade coloca todas as coisas em comum, e nada pode ser bom para quem faz mal ao outro. Não falo de tal comunidade que destrua as propriedades uns dos outros; mas, como o pai e a mãe que têm dois filhos, não um cada, mas cada um deles tem os dois.

Mas tenhamos cuidado, acima de todas as coisas, para que nossa bondade seja corretamente fundamentada; pois, onde houver qualquer outro convite à amizade além da própria amizade, essa amizade será comprada e vendida. Ele derroga a majestade dela, quando a torna dependente apenas da boa sorte. É uma consideração limitada para um homem agradar a si mesmo pensando em ter um amigo, "porque", diz ele, "terei alguém para me ajudar quando estiver doente, na prisão ou quando em necessidade". Um homem corajoso deveria antes ter prazer na contemplação de fazer as mesmas ações para os outros. Aquele que ama um homem por si mesmo está errado. Uma amizade de interesse não pode durar mais que o próprio interesse, e por isso os homens em prosperidade são tão perseguidos e, quando um homem cai com o vento, ninguém se aproxima dele.

Amigos temporários nunca resistirão ao teste. Um homem é abandonado por medo do lucro, outro é traído. É um negócio, não uma amizade, que busca vantagens; apenas, com a corrupção dos tempos, o que antes era uma amizade agora se torna um desejo sobre um saque: altere seu testamento e você perde seu amigo. Mas meu objetivo de amizade é ter alguém mais querido para mim do que eu mesmo, e para salvar sua vida eu alegremente daria a minha; levando isso comigo, que só os sábios podem ser amigos, outros são apenas companheiros; e que há uma grande diferença também entre amor e amizade; um pode às vezes nos fazer mal, o outro sempre nos faz bem, pois um amigo tem esperança para o outro em todos os casos, tanto na prosperidade como na aflição. Recebemos conforto, mesmo a distância, daqueles que amamos, mas se torna leve e fraco; ao passo que a presença e a conversa nos tocam profundamente, especialmente se descobrirmos que o homem que amamos é a pessoa que desejamos.

É comum que os príncipes censurem os vivos elogiando os mortos e elogiem aquelas pessoas por falarem a verdade de quem não há mais o perigo de ouvi-la. Este é o caso de Augusto: ele foi forçado a banir sua filha Júlia por sua impudência vulgar e prostituída; e, ainda com informações frescas, ele era frequentemente ouvido dizer: "Se Agripa ou Mecenas estivessem vivos agora, isso nunca teria ocorrido." Mas, ainda assim, onde a falha reside pode ser uma questão; por acaso era a sua própria, que preferia reclamar pela falta deles a buscar outros amigos tão bons. As perdas romanas pela guerra e pelo fogo, Augusto poderia rapidamente abastecer e reparar; mas, pela perda de dois amigos, ele lamentou por toda a vida depois.

Xerxes (um príncipe vaidoso e tolo), quando fez guerra à Grécia, alguém lhe disse: "Nunca haveria uma batalha"; outro, "Que ele encontraria apenas cidades e países vazios, pois eles não sustentariam sua posição com a própria fama de sua vinda; "outros o acalmavam na opinião de seus números prodigiosos; e todos eles colaboraram em inflá-lo até sua destruição; apenas Damarato o aconselhou a não confiar muito apenas em seus números, pois preferia considerá-los um fardo para ele a considerá-los uma vantagem: e que trezentos homens nos estreitos das montanhas seriam suficientes para dar um choque em todo o seu exército; e que tal acidente sem dúvida transformaria seus vastos números em confusão. Caiu depois, como ele havia predito, e ele agradeceu por sua fidelidade. Um príncipe infeliz, que entre tantos milhares de súditos tinha apenas um servo para lhe dizer a verdade!

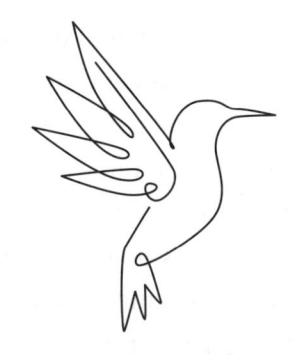

Aquele que estiver feliz deve levar em conta o seu tempo

Na distribuição da vida humana, descobrimos que grande parte dela morre em más ações; um maior ainda em não fazer absolutamente nada: e efetivamente o toda ela em fazer coisas além da nossa ocupação. Algumas horas concedemos para cerimônias e encontros servis; algumas em nossos prazeres, e o restante corre para o desperdício. Quanto tempo é que gastamos em esperanças e temores, amor e vingança, em bailes, guloseimas, cobranças de juros, processos judiciais, pedidos de causas e lisonjas servis! A brevidade da vida, eu sei, é a reclamação comum, tanto de tolos quanto de filósofos; como se o tempo de que dispomos não fosse suficiente para os nossos deveres. Mas é assim com nossas vidas, como com nossas propriedades, um bom marido faz um pouco avançar um longo caminho; ao passo que, se a receita de um príncipe cair nas mãos de um pródigo, ela acaba em um momento. De maneira que o tempo que nos é concedido, se bem empregado, é suficiente para atender a todos os fins e propósitos da humanidade. Mas nós o desperdiçamos em avareza, bebida, sono, luxúria, ambição, discursos bajuladores, inveja, divagações, viagens, estudos desimportantes, mudança de conselhos e coisas do gênero; e, quando nossa parte se esgota, encontramos a falta dele, embora não tenhamos dado atenção a isso durante a sua passagem: de modo que encurtamos nossa vida em vez de encontrá-lo. Você terá algumas pessoas brincando perpetuamente com os dedos, assobiando, cantarolando e falando sozinhas; e outros consomem seus dias compondo, ouvindo ou recitando canções e paródias. Quantas preciosas horas da manhã passamos em compromissos com barbeiros, alfaiates e costureiras, remendando e pintando entre a escova e o espelho! Um conselho deve ser convocado para cada cabelo que cortamos; e um cacho errado vale tanto quanto vale a vida de um corpo. A verdade é que somos mais solícitos com nossas roupas do que com nossos modos, e com a arrumação de nossas perucas do que com a do governo. Nesse ritmo, vamos apenas descontar, de uma vida de cem anos, o tempo que foi gasto em negociações populares, amores frívolos, brigas domésticas, vagando para cima e para baixo sem propósito, doenças que causamos a nós mesmos, e esta grande extensão da vida não representará talvez a minoria de outro homem. É um longo ser, mas talvez tenha uma vida curta. E qual é o motivo de tudo isso? Vivemos como se nunca fôssemos morrer, e sem nenhum pensamento sobre a fragilidade humana, quando ainda o próprio momento que doamos a este homem ou coisa pode, porventura, ser o nosso último. Mas a maior perda de tempo é o atraso e a expectativa, que dependem do futuro. Deixamos passar o presente, que temos em nosso próprio poder; aguardamos o que depende do destino; e assim abandonamos uma certeza por uma incerteza. Devemos fazer com o tempo como fazemos com um curso de água, fazer uso dele enquanto o temos, pois ele nem sempre durará.

As calamidades da natureza humana podem ser divididas em medo da morte e nas misérias e erros da vida. E é a grande obra da humanidade dominar um e retificar o outro; e, portanto, viver de forma a não tornar a vida cansativa para nós, nem a morte terrível. Deve ser nosso cuidado, antes de envelhecermos, viver bem e, quando o formos, morrer bem;

para que possamos esperar nosso fim sem tristeza: pois é dever da vida preparar-nos para a morte; e não há uma hora em que vivemos que não nos importe com nossa mortalidade.

O tempo passa e todas as coisas têm seu destino, embora ele esteja no escuro. O período é certo para a Natureza, mas o que sou melhor para ela, se esse tempo não for o melhor para mim? Propomos viagens, armas, aventuras, sem nunca considerar que a morte está logo adiante. Nosso prazo está estabelecido, e nenhum de nós sabe o quão perto ele está; mas todos concordamos que o decreto é imutável. Por que deveríamos nos preocupar de ter acontecido conosco hoje, o que poderia ter acontecido a qualquer minuto desde que nascemos? Portanto, vivamos como se cada momento fosse o nosso último e acertemos nossas contas todos os dias que passam por cima de nossas cabeças. Não estamos prontos para a morte e, portanto, a temamos, porque não sabemos o que será de nós quando partirmos, e essa consideração nos atinge com um terror inexplicável. A maneira de evitar essa distração é controlar nossas ações e nossos pensamentos, uma vez que a mente está resolvida, um dia ou uma era é tudo o mesmo para nós; e a série de tempo, que agora é nosso problema, será então nosso deleite; pois aquele que está firmemente resolvido contra todas as incertezas nunca será perturbado com a variação delas. Vamos nos apressar, portanto, para viver, pois cada dia para um homem sábio é uma nova vida, pois ele concluiu seus negócios no dia anterior, e então se preparou para o próximo, que, se não for o último, ele sabe no entanto, que poderia ter sido assim. Nenhum homem desfruta do verdadeiro sabor da vida, exceto aquele que está disposto e pronto para abandoná-la.

A sagacidade do homem não é capaz de expressar a cegueira da tolice humana em cuidar muito mais de nossas fortunas, nossas casas e nosso dinheiro do que fazemos com nossas vidas; todo mundo invade algo de graça, mas nós nos armamos de fogo e espada se um homem invadir o espaço do outro. Não há divisão no caso do patrimônio, mas as pessoas compartilham o nosso tempo conosco à vontade, tão abundantes somos daquilo de que podemos ser honestamente ambiciosos. É uma prática comum pedir uma hora ou duas de um amigo para tal ou qual negócio, e é facilmente concedido, ambas as partes considerando apenas a ocasião, e não a atitude em si. Eles nunca dão conta do tempo, que é a mais valiosa de todas as coisas preciosas; mas, porque não o veem, consideram-no nada: e, ainda assim, esses homens fáceis, quando vierem a morrer, dariam o mundo inteiro novamente por aquelas horas que eles tão imprudentemente jogaram fora antes; mas não há recuperação delas. Se eles pudessem contar os dias que ainda estão por vir como podem contar aqueles que já passaram, como essas mesmas pessoas tremeriam com a apreensão da morte, embora fosse dali a cem anos, sem nunca ao menos pensarem nisso no presente, embora eles não saibam que ela pode levá-los embora no próximo minuto!

É um ditado comum "Eu daria minha vida por tal ou qual amigo", quando, ao mesmo tempo, nós a damos sem sequer pensar nisso; digo, quando aquele amigo nunca se sente melhor por causa disso, e nós mesmos pioramos. Nosso tempo está definido e viajamos nele dia e noite. A propósito, não há isca e não está nas mãos do príncipe ou do povo prolongá-la. Tal é o amor à vida que mesmo aqueles herdeiros decrépitos que perderam o uso dela ainda implorarão por sua continuação e se tornarão mais jovens do que são, como se pudessem enganar até o próprio destino! Quando adoecem, que promessas de correção eles fazem se escaparem dessa luta! Quantas exclamações contra a loucura de seu tempo desperdiçado, e, no entanto, se eles se recuperarem, terão uma recaída. Nenhum homem se preocupa em viver bem, mas por muito tempo; quando ainda está no poder de todos fazer o primeiro, e de ninguém fazer o outro. Consumimos nossas vidas provendo os próprios instrumentos da vida, e nos governamos ainda com respeito ao futuro, de modo que não vivemos propriamente, mas estamos sempre na iminência de viver. Quão grande é a vergonha de estar deitando novos alicerces para a vida em nosso último suspiro, e para um homem velho (que só pode provar sua idade pela barba) com um pé na cova, ir para a escola novamente! Enquanto somos jovens, podemos aprender; nossas mentes são tratáveis, e nossos corpos, adequados para o trabalho e o estudo; mas, quando a idade chega, somos tomados de langor e preguiça, afligidos por doenças, e por fim deixamos o mundo tão ignorantes quanto entramos nele; só morremos pior do que nascemos, o que não é culpa da Natureza, mas nossa; pois nossos medos, suspeitas, perfídia, etc. vêm de nós mesmos.

Desejo com toda a minha alma ter pensado no meu fim mais cedo, mas devo me apressar agora e continuar como aqueles que partiram tarde em uma jornada; será melhor aprender tarde do que nunca, embora seja apenas para me instruir como posso deixar o palco com honra.

Na divisão da vida, existe o tempo presente, passado e futuro. O que fazemos é curto, o que devemos fazer é duvidoso, mas o que fizemos é certo e fora do alcance do destino. A passagem do tempo é maravilhosamente rápida, e o homem deve olhar para trás para vê-lo; e, naquele retrospecto, ele tem todas as idades passadas em vista; mas o presente nos dá um escorregão despercebido. Vivemos apenas por um momento e, no entanto, estamos dividindo-o em infância, juventude, idade madura e velhice, todos os graus que colocamos nessa estreita bússola. Se não vigiarmos, perderemos nossas oportunidades; se não nos apressarmos, ficamos para trás; nossas melhores horas nos escapam, as piores ainda estão por vir. A parte mais pura de nossa vida corre primeiro e deixa apenas os resíduos no fundo; e "aquele tempo que não serve para mais nada nós dedicamos à virtude"; e apenas propomos começar a viver em uma idade à qual muito poucas pessoas chegam. Que loucura maior pode haver no mundo do que esta perda de tempo, o futuro sendo tão incerto e os danos tão irreparáveis? Se a morte for necessária, por que qualquer homem deveria temê-la? E, se o tempo para ela for incerto, por que não deveríamos sempre esperá-la? Devemos, portanto, primeiro nos preparar para uma vida virtuosa contra o pavor de uma morte inevitável; e não devemos deixar de ser bons até que tal ou qual negócio termine, pois um negócio atrai outro, e fazemos o mesmo que semear, um grão produzindo outro. Não é suficiente filosofar quando não temos mais nada para fazer, mas devemos atender à sabedoria mesmo com a negligência de todas as coisas; pois estamos tão longe de ter tempo de sobra que a era do mundo ainda seria muito estreita para nossos negócios; nem é suficiente não o omitir, mas não devemos nem mesmo interrompê-lo.

Não há nada que possamos chamar apropriadamente de nosso a não ser nosso tempo, e ainda assim todo mundo nos distrai dele para não o ver como alguém que pensa nele. Se um homem pede emprestado uma soma insignificante de dinheiro, deve haver títulos e valores mobiliários, e toda civilidade comum é cobrada na conta; mas aquele que tem meu tempo pensa que não me deve nada por isso, embora seja uma dívida que a própria gratidão nunca poderá pagar. Não posso chamar pobre a nenhum homem que ainda tenha o suficiente, mesmo que nunca seja tão pouco: ainda é um bom conselho para aqueles que têm o mundo diante de si, bancar o bom marido às vezes, pois é tarde demais para gastar do fundo da reserva, quando tudo o que sobrou foram as borras. Aquele que tira um dia de mim tira o que ele nunca poderá me devolver. Mas nosso tempo é forçado para longe de nós, ou roubado de nós, ou perdido; dos quais o último é o erro mais infame. Ocorre na vida como em uma jornada; um livro ou um companheiro nos leva ao nosso alojamento antes de pensarmos que estamos no meio do caminho. Em todo o caso, consumimo-nos uns aos outros, sem nenhuma consideração pelo nosso tempo em particular. Não falo de pessoas que vivem em escândalo notório, mas mesmo aqueles próprios homens, que o mundo considera felizes, são sufocados em suas felicidades, servos de suas profissões e clientes, e afogados em suas luxúrias. Podemos reclamar da arrogância de grandes homens, uma vez que ainda não há nenhum deles tão orgulhoso, mas que, em algum momento ou outro, um homem ainda pode ter acesso a ele, e talvez traga uma boa palavra ou um olhar para a troca. Por que não reclamamos de nós mesmos, por sermos de todos os outros, até para nós mesmos, os mais surdos e inacessíveis?

As companhias e os negócios são grandes devoradores de tempo, e nossos vícios destroem nossas vidas, bem como nossas fortunas. O presente é apenas um momento e perpetuamente em fluxo; do tempo que passou, lembramos quando queremos, e ele resistirá ao exame e à inspeção. Mas o homem ocupado não tem tempo de olhar para trás, ou, se o tem, é uma coisa desagradável refletir sobre uma vida da qual se arrepende, ao passo que a consciência de uma vida boa coloca um homem na posse segura e perpétua de uma felicidade, que nunca poderá ser perturbada ou levada embora: mas aquele que levou uma vida perversa tem medo de sua própria memória; e, na revisão de si mesmo, ele encontra apenas apetite, avareza ou ambição, em vez de virtude. Mas, ainda assim, aquele que muitas vezes não tem tempo livre para viver deve, quando seu destino chegar, queira ou não, estar livre para morrer. Ai de mim! O que é tempo para a eternidade? A idade de um homem para a idade do mundo? E quanto desse pouco tempo gastamos com medos, ansiedades, lágrimas, infância! Não, nós dormimos a metade dele. Que grande parte dele escapa na luxúria e no excesso: na variedade de nossos convidados, com nossos criados e nossos pratos! Como se fôssemos comer e beber não para saciedade, mas para ambição. As noites podem muito bem parecer curtas se forem tão bem compradas e concedidas ao vinho e às mulheres; o dia se perde na expectativa da noite, e a noite, na apreensão da manhã. Há terror em nossos próprios prazeres; e este pensamento vexatório no próprio gozo deles, que eles não durarão para sempre: que é um cancro nas delícias, mesmo do maior e mais afortunado dos homens.

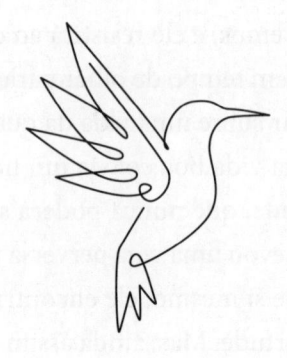

Feliz é o homem que pode escolher seu próprio negócio

Ah, as bênçãos da privacidade e do lazer! O desejo dos poderosos e emergentes, mas o privilégio apenas dos inferiores; que são as únicas pessoas que vivem para si mesmas: digo, o próprio pensamento e esperança disso é um consolo, mesmo no meio de todos os tumultos e perigos que acompanham a grandeza. Era a oração de Augusto, para que ele pudesse viver para se aposentar e se livrar dos negócios públicos: seus discursos ainda apontavam nessa direção, e a maior felicidade que este poderoso príncipe tinha em vista era se despojar daquele estado ilustre, que, quão glorioso era em exibição, tinha no fundo apenas ansiedade e cuidados. Mas uma coisa é se aposentar por prazer, e outra coisa, por virtude, que deve ser ativa mesmo naquele recuo, e dar provas do que aprendeu: pois um homem bom e sábio conta, em sua privacidade, com o bem-estar da posteridade. Zenão e Crísipo fizeram coisas maiores em seus estudos do que se tivessem liderado exércitos, assumido cargos ou ditado leis; o que, na verdade, eles fizeram, não apenas para uma cidade, mas para toda a humanidade: sua quietude contribuiu mais para o benefício comum do que o suor e o trabalho de outras pessoas. Não vale a pena aquele retiro que não proporciona a um homem um trabalho maior e mais nobre que o dos negócios. Não há nenhuma assistência servil a grandes oficiais, nenhuma disputa de lugares, nenhuma realização de festas, nenhuma decepção em minha pretensão a este cargo, a esse regimento, ou a tal ou qual título, nenhuma inveja do favor ou fortuna de qualquer homem; mas um gozo calmo das generosidades gerais da Providência em companhia de uma boa consciência. Um homem sábio nunca está tão ocupado quanto na contemplação solitária de Deus e das obras da Natureza. Ele se retira para atender às gerações futuras: e aqueles conselhos que ele considera salutares para si mesmo, ele se compromete a escrever para o bem dos tempos posteriores, como fazemos com as receitas dos antídotos ou bálsamos. Aquele que está bem empregado em seu estudo, embora pareça não fazer nada, faz ainda as maiores coisas de todas as outras, tanto em assuntos humanos como divinos. Fornecer uma soma de dinheiro a um amigo, ou dar a minha voz para um cargo, são apenas obrigações particulares e privadas: mas aquele que estabelece preceitos para o governo de nossas vidas e moderação de nossas paixões obriga não só a natureza humana no presente, mas em todas as gerações seguintes.

Aquele que quer ficar quieto, que volte à sua filosofia, um estudo que tem crédito entre todos os tipos de homens. A eloquência do bar, ou qualquer outra coisa que se dirija ao povo, nunca é isenta de inimigos; mas a filosofia cuida de seus próprios negócios, e mesmo os piores têm consideração por ela. Nunca pode haver tal conspiração contra a virtude, o mundo nunca pode ser tão perverso, mas o próprio nome de um filósofo continuará sendo venerável e sagrado. E, no entanto, a própria filosofia deve ser tratada com modéstia e cautela. Mas o que devemos dizer de Catão, então, por sua intromissão no meio de uma guerra civil e por se colocar na disputa entre dois príncipes enfurecidos? Ele, que, quando Roma foi dividida em duas facções entre Pompeu e César, se declarou contra ambos. Falo isso da última parte de Catão; pois em seu tempo anterior a comunidade tornou-se inadequada para a administração de um sábio. Tudo o que ele pôde fazer então foi berrar e bater no ar: enquanto ele era arrastado e derrubado pela ralé, cuspido e arrastado para fora do fórum, e então novamente enxotado para fora do senado para a prisão. Existem algumas coisas que propomos originalmente, e outras que se encaixam como acessórios para outra proposição. Se um homem sábio se aposenta, não importa se o faz porque a comunidade o desejava ou porque ele o desejava. Mas para qual república um homem se dirigirá? Não para Atenas, onde Sócrates foi condenado, e de onde Aristóteles fugiu, por medo de que ele também fosse condenado, e onde a virtude foi oprimida pela inveja: não para Cartago, onde só havia tirania, injustiça, crueldade e ingratidão. Raramente se encontra algum governo que suporte um homem sábio ou que um homem sábio suporte; para que a privacidade seja necessária, porque a única coisa que é melhor não está em lugar nenhum. Um homem pode elogiar a navegação, e ainda assim nos advertir contra os mares que são problemáticos e perigosos: de modo que ele faça o mesmo que me ordenar a não levantar âncora, que recomende navegar apenas nesses termos. Aquele que é escravo dos negócios é o mais miserável dos escravos.

"Mas como vou conseguir a liberdade? Podemos correr qualquer risco por dinheiro: aceitar qualquer dor pela honra; e por que não arriscamos também algo pelo lazer e pela liberdade? Sem os quais devemos esperar viver e morrer em tumulto: pois, enquanto vivemos em público, os negócios irrompem sobre nós, como uma onda leva à outra; e não há como evitá-los com modéstia ou silêncio." É uma espécie de redemoinho, que suga o homem, e ele nunca consegue se desvencilhar. Na verdade, não se pode dizer que um homem de negócios vive, e nem um em mil sabe como fazê-lo, pois como viver e como morrer é a lição de cada momento de nossas vidas: todas as outras artes têm seus mestres.

Como uma vida ocupada é sempre uma vida triste, a maior de todas as misérias é estar perpetuamente ocupado nos negócios de outras pessoas; para dormir, comer, beber, na hora deles; andar em seu ritmo e amar e odiar como eles fazem, é a mais vil das servidões. Agora, embora os negócios devam ser encerrados, que não seja feito fora da estação; quanto mais o adiarmos, mais arriscaremos nossa liberdade; e, no entanto, não devemos voar antes do tempo nem demorar quando chegar a hora: ou, no entanto, não devemos amar os negócios por causa dos próprios negócios, nem mesmo nós o fazemos, mas pelo lucro que vem junto com eles: pois amamos a recompensa da miséria, embora odiemos a própria miséria. Muitas pessoas, eu sei, procuram negócios sem escolhê-los, e estão até cansadas de suas vidas sem eles por falta de entretenimento em seus próprios pensamentos; as horas são longas e odiosas para eles quando estão sozinhos, e parecem tão carente, do outro lado, por seus prazeres. Quando não são mais candidatos, são eleitores; quando eles entregam os negócios de outras pessoas, eles começam os seus próprios; e fingem negócios, mas eles o fazem e se valorizam por serem considerados homens de empregos.

    Liberdade é aquilo que eles desejam perpetuamente e nunca chegam a obter: uma coisa que nunca se compra nem se vende, mas o homem deve pedi-la a si mesmo e dá-la a si mesmo. Aquele que deu prova de sua virtude em público deve fazer uma prova disso também em privado. Não é que a solidão, ou a vida no campo, ensine inocência ou frugalidade; mas o vício cai por si mesmo, sem testemunhas e espectadores, pois as coisas que ele projeta servem para ser notadas. Algum homem já vestiu roupas ricas para não ser visto? Ou espalhou a pompa da sua luxúria onde ninguém a notaria? Se não fosse pelos admiradores e espectadores, não haveria tentações ao excesso: o próprio fato de nos impedirmos de os expor nos cura de desejá-los, pois a vaidade e a intemperança se alimentam de ostentação.

    Aquele que viveu no mar em uma tempestade, deixem-no se aposentar e morrer no porto; mas deixe sua aposentadoria acontecer sem ostentação, e onde ele possa se divertir com uma boa consciência, sem a carência, o medo, o ódio ou o desejo de qualquer coisa, não por detestação malévola da humanidade, mas para satisfação e repouso. Aquele que evita negócios e homens, seja por inveja, seja por qualquer outro descontentamento, seu retiro é apenas para a vida de uma toupeira: nem vive para si mesmo, como um homem sábio, mas para sua cama, sua barriga e suas luxúrias. Muitas pessoas parecem aposentar-se por causa do cansaço dos negócios públicos e do problema dos desapontamentos; e, no entanto, a ambição os descobre mesmo naquele recesso em que o medo e o cansaço os lançaram; e o mesmo acontece com a luxúria, o orgulho e a maioria das enfermidades da vida pública.

Muitos há que se encontram por perto, não para que vivam em segurança, mas para transgredir mais privadamente: é sua consciência, não seus estados, que os faz manter um porteiro; pois eles vivem de tal modo que, para serem vistos antes de terem consciência, devem ser detectados. Crates viu um jovem caminhando sozinho; "Tenha cuidado", disse ele, "com companhias obscenas". Alguns homens estão ocupados na ociosidade e tornam a paz mais laboriosa e problemática do que a guerra; não, e mais perversos também, quando o concedem a tais luxúrias e outros vícios, que nem mesmo a licença de uma vida militar suportaria. Não podemos chamar essas pessoas de homens ociosos, que estejam totalmente ocupados com seus prazeres. Uma vida problemática é preferível a uma preguiçosa; e é estranho, penso eu, que qualquer homem tema a morte ao ponto de se enterrar vivo; já que a privacidade sem cartas é apenas o rápido enterro de um homem.

Alguns se gabam de sua retirada, que é apenas uma espécie de ambição preguiçosa; eles se retiram para fazer as pessoas falar deles, ao passo que eu prefiro me retirar para falar comigo mesmo. E o que seria isso, senão aquilo que estamos aptos a falar uns dos outros? Falarei mal de mim mesmo: examinarei, acusarei e punirei minhas fraquezas. Não tenho intenção de ser pranteado como um grande homem, que renunciou ao mundo por desprezo pela vaidade e loucura da vida humana; não culpo ninguém além de mim mesmo, e me dirijo apenas a mim mesmo. Engana--se quem vem a mim em busca de socorro, pois não sou médico, mas paciente: e ficarei bem contente de que seja dito, quando algum homem me deixar: "Tomei-o por um homem feliz e culto, mas realmente não encontro tal assunto". Eu preferia que meu retiro fosse mais perdoado do que invejado.

Há algumas criaturas que embaralham suas pegadas ao redor de suas tocas, para que não sejam descobertas, e o mesmo deve acontecer com um homem sábio no caso de se aposentar. Quando a porta está aberta, o ladrão passa por ela como se não valesse a pena; mas, quando está trancada e lacrada, é uma tentação para as pessoas bisbilhotarem. Ter dito "que tal pessoa nunca sai de seu escritório e não vê ninguém", etc., isso fornece matéria para a discussão. Aquele que torna sua aposentadoria muito rígida e severa, faz bem em chamar uma companhia para dar notícias.

Cada homem conhece sua própria constituição; um alivia seu estômago com o vômito, outro o sustenta com boa nutrição; aquele que tem gota deixa o vinho e o banho, e todo homem aplica-se à parte mais fraca. Aquele que tem um pé com gota, uma mão fraca ou nervos contraídos terá permissão para ficar quieto e assistir à sua cura; e por que não do mesmo modo na recuperação dos vícios de sua mente! Devemos eliminar todos os impedimentos e abrir caminho para a filosofia, como um estudo inconsistente com os negócios comuns. A todas as outras coisas devemos negar-nos aberta e francamente, quando estamos doentes, recusar visitas, manter-nos próximos e deixar de lado todos os cuidados públicos, e não devemos fazer o mesmo quando filosofamos? Os negócios são o trabalho enfadonho do mundo e só servem para os escravos, mas a contemplação é obra dos sábios. Não, senão que a solidão e a companhia se revezem: uma cria em nós o amor pela humanidade, a outra, o amor por nós próprios; a solidão nos alivia quando estamos cansados de companhia, e a conversa, quando estamos cansados de ficar sozinhos; para que um cure o outro. "Não há homem", em resumo, "tão miserável quanto aquele que não sabe como gastar seu tempo". Ele está inquieto em seus pensamentos, instável em seus conselhos, insatisfeito com o presente, preocupado com o futuro; ao passo que aquele que calcula com prudência suas horas e seus negócios não só se fortifica contra os acidentes comuns da vida, mas melhora as mais rigorosas dispensas da Providência para seu conforto e permanece firme sob todas as provas da fraqueza humana.

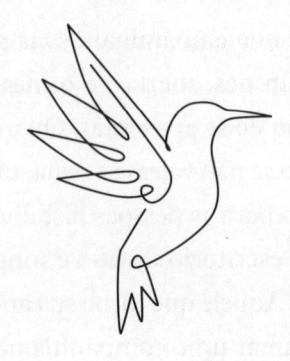

O DESPREZO PELA MORTE TORNA TODAS AS MISÉRIAS DA VIDA FÁCEIS PARA NÓS

É uma tarefa difícil dominar o desejo natural pela vida por um desprezo filosófico da morte e convencer o mundo de que não há mal nenhum nisso, e esmagar uma opinião que foi criada conosco desde nosso berço. Em que isso ajuda? Que encorajamento? O que diremos à fragilidade humana, para carregá-la sem medo através da fúria das chamas e sobre as pontas das espadas? Que retórica devemos usar para reduzir o consentimento universal das pessoas a um erro tão perigoso? As sutilezas capciosas e superficiais das escolas nunca farão esse trabalho: elas falam muitas coisas diretamente, mas totalmente desnecessárias e sem efeito. A verdade é que existe apenas uma corrente que mantém todo o mundo em cativeiro: o amor à vida. Não é que eu proponha fazer a morte tão indiferente para nós, como é, se os cabelos de um homem são pares ou ímpares; pois com amor-próprio e um desejo implantado em cada ser de autopreservação, e um longo convívio entre a alma e o corpo, os amigos podem ser relutantes em se separar, e a morte pode ter uma aparência do mal, embora na verdade não tenha nela mesma nenhum mal. Além disso, devemos ir para um lugar estranho no escuro e sob grandes incertezas de nosso estado futuro; de modo que as pessoas morrem em terror, porque não sabem para onde vão, e tendem a fantasiar o pior do que não entendem: esses pensamentos são de fato suficientes para assustar um homem de grande resolução sem um maravilhoso apoio do alto. Além disso, nossos escrúpulos e enfermidades naturais são auxiliados pelos raciocínios e fantasias de todas as idades, em sua descrição infame e horrível do outro mundo: ou melhor, tendo como certo que não haverá recompensa e punição, eles têm ainda mais medo de uma aniquilação do que do próprio inferno.

Mas o que é que tememos? "Ah! É uma coisa terrível morrer." Bem; e não é melhor sofrer isso uma vez do que sempre temê-lo? A própria terra sofre comigo e diante de mim. Quantas ilhas são engolidas pelo mar! Por sobre quantas cidades navegamos! Não, quantas nações estão totalmente perdidas, seja por inundações, seja por terremotos! E terei medo do meu pequeno corpo? Por que deveria eu, que tenho a certeza da minha morte, e que todas as outras coisas são mortais, temer chegar eu mesmo ao meu último suspiro? É o medo da morte que nos torna ordinários, perturba e destrói a vida que preservamos; que agrava todas as circunstâncias e as torna formidáveis. Dependemos apenas de um momento efêmero. Devemos morrer; mas quando? O que significa isso para nós? É a lei da Natureza, o tributo dos mortais e o remédio para todos os males. É apenas o disfarce que nos assusta; como crianças que ficam aterrorizadas com uma máscara. Tirai os instrumentos de morte, o fogo, o machado, os guardas, os algozes, os chicotes e as cremalheiras; tire a pompa, eu digo, e as circunstâncias que a acompanham, e a morte não será mais do que o que meu escravo desprezou ontem; a dor não é nada em comparação com o encaixe da pedra; se for tolerável, não é ótimo; e se intolerável, não pode durar muito. Não há nada que a Natureza tenha tornado necessário que seja mais fácil do que a morte: demoramos mais para vir ao mundo do que para sair dele; e não há nem um minuto de nossas vidas em que não possamos razoavelmente esperar por isso. Não, é apenas o trabalho de um momento, a separação da alma e do corpo. Que pena, então, ter medo de algo por tanto tempo, que acabará tão rápido!

Tampouco é importante superar esse medo; pois temos exemplos tanto dos homens mais mesquinhos quanto dos maiores que o cultivaram. Havia um sujeito a ser exposto no teatro que, com desdém, enfiou um graveto em sua própria garganta e se sufocou; e outro, na mesma ocasião, fingiu acenar com a cabeça para a carruagem, como se estivesse adormecido, jogou a cabeça entre os raios da roda e manteve-se sentado até que seu pescoço foi quebrado. Calígula, em uma disputa com Canius Julius; "Não se iluda", disse ele, "pois dei ordens para matá-lo". "Agradeço a sua misericordiosa Majestade por isso", diz Canius, dando a entender, talvez, que sob seu governo a morte seria uma misericórdia: pois ele sabia que Calígula raramente deixava de cumprir sua palavra nesse caso. Ele estava em um jogo quando o oficial o levou para a execução e acenou para o centurião: "Por favor", disse ele, "você dará seu testemunho, quando eu estiver morto e enterrado, que levei a melhor no jogo?" Ele era um homem extremamente amado e lamentado, e, para uma despedida, depois de ter recomendado moderação a seus amigos; "Você", disse ele, "está aqui disputando sobre a imortalidade da alma, e agora vou aprender a verdade sobre ela. Se eu descobrir qualquer coisa sobre esse ponto, você ouvirá falar de mim". Não, a mais tímida das criaturas, quando eles veem que não há como escapar, eles se opõem a todos os perigos; o desespero lhes dá coragem, e a necessidade vence o medo. Sócrates ficou trinta dias na prisão depois de sua sentença e teve tempo suficiente para passar fome e, assim, evitar o veneno: mas deu ao mundo a bênção de sua vida enquanto pôde e tomou aquele gole fatal na meditação e desprezo pela morte.

Marcelino, em uma deliberação sobre a morte, chamou vários de seus amigos para perto dele: um estava com medo e aconselhou o que ele próprio teria feito no caso; outro deu o conselho que achou que Marcelino mais gostaria; mas um amigo seu, que era estoico e um homem corpulento, raciocinou sobre o assunto com ele a seu modo; Marcelino, não se incomode como se fosse um negócio tão poderoso que você agora tem em mãos; não é nada para viver; todos os seus servos o fazem, não, seus próprios animais também; mas morrer honesta e decididamente, esse é um grande ponto. Considere consigo mesmo que não há nada agradável na vida, exceto o que você já provou, e o que está por vir é o mesmo novamente; e quantos homens há no mundo que preferem morrer a sofrer o tédio nauseante da repetição? Após esse discurso, ele jejuou até a morte. Era costume de Pacuvius solenizar, numa espécie de pompa, todos os dias o seu próprio funeral. Depois de beber e degustar em excesso um luxurioso e bestial, ele foi levado da ceia para a cama com esta canção e aclamação: "Ele viveu, viveu". Aquilo que ele fez com lascívia nos convirá fazer com sobriedade e prudência. Se for do agrado de Deus acrescentar mais um dia às nossas vidas, vamos recebê-lo com gratidão; mas, entretanto, é nosso caminho mais feliz e seguro nos recompormos esta noite, para que não tenhamos nenhuma dependência ansiosa no amanhã. "Aquele que pode dizer 'eu vivi este dia' torna claro o próximo novamente."

A morte é o pior que a severidade das leis ou a crueldade dos tiranos podem impor sobre nós; e é a extensão máxima do domínio do destino. Aquele que é fortalecido contra ela deve, consequentemente, ser superior a todas as outras dificuldades que são colocadas no caminho que conduz a ela. Não, e em algumas ocasiões requer mais coragem para viver do que para morrer. Aquele que não está preparado para a morte ficará perpetuamente perturbado, tanto com vãs apreensões quanto com perigos reais. Não é a morte em si que é terrível, mas o medo dela que a antecede. Quando a mente está consternada, não há estado na vida que possa nos agradar; pois não nos esforçamos tanto para evitar acidentes a ponto de fugir deles, e a maior carnificina é contra um inimigo etéreo. Não seria melhor um homem expirar sua última vez em definitivo do que ficar agonizando em dores, consumindo por centímetros, perdendo seu sangue por gotas? E, no entanto, quantos estão lá, prontos para trair seu país e seus amigos, e para prostituir suas próprias esposas e filhas, para preservar sua carcaça miserável! Loucos e crianças não têm apreensão da morte; e seria uma pena que nossa razão não contribuísse tanto para nossa segurança quanto sua tolice. Mas a grande questão é morrer com consideração e alegria sobre o fundamento da virtude; pois a vida em si é enfadonha, e apenas comer e beber em círculo.

Quantos são os que, entre as apreensões da morte e as misérias da vida, não sabem o que fazer consigo mesmos? Portanto, fortifiquemo-nos contra aquelas calamidades das quais o príncipe não está mais isento do que o mendigo. Pompeu, o Grande, teve sua cabeça arrancada por um menino e um eunuco (o jovem Ptolomeu e Fótino). Calígula ordenou ao tribuno Daecimus que matasse a Lépido; e outro tribuno (Chæreus) fez o mesmo por Calígula. Nunca um homem foi tão grande, mas estava tão sujeito a sofrer danos quanto era capaz de produzi-los. Não tem um ladrão, ou um inimigo, sua garganta à sua mercê? Não, e o mais mesquinho dos servos tem o poder de vida e morte sobre seu senhor; pois todo aquele que despreza sua própria vida pode ser senhor da vida de outro corpo. Você descobrirá na história que o desprazer dos servos foi tão fatal quanto o dos tiranos: e o que importa o poder daquele que temermos, quando o que temermos está no poder de todos? Suponha que eu caia nas mãos de um inimigo e o conquistador me condene a ser conduzido em triunfo; é apenas me levar para lá e para cá, para onde eu deveria ter ido sem ele, isto é, para a morte, para onde tenho marchado desde que nasci. É o medo da nossa última hora que inquieta a todos os outros. Pela justiça de todas as constituições, a humanidade está condenada à pena capital; agora, quão desprezível pareceria aquele homem, que, sendo condenado à morte em comum com o mundo inteiro, deveria apenas requerer que ele pudesse ser o último homem trazido para o bloco?

Alguns homens têm um medo especial do trovão e, no entanto, são extremamente descuidados com os outros e maiores perigos: como se isso fosse tudo que eles devessem temer. Uma espada, uma pedra, uma febre não farão o trabalho também? Suponha que o raio nos acertasse, ainda seria mais corajoso morrer com um golpe do que com a mera apreensão dele: além da vaidade de imaginar que o céu e a terra deveriam ser colocados em tal desordem apenas pela morte de um homem. Um homem bom e corajoso não se incomoda com relâmpagos, tempestades ou terremotos; mas talvez ele mergulhasse voluntariamente naquele abismo, onde, de outra forma, ele apenas cairia. Cortar um milho ou engolir uma mosca é suficiente para despachar um homem; e não importa quão grande seja isso que me traga à morte, desde que a própria morte seja para ele apenas pequena. A vida é uma questão pequena; mas é importante desprezá-la. A Natureza, que nos gerou, nos expulsa, e um lugar melhor e mais seguro é arranjado para nós. E o que é a morte senão deixar de ser o que éramos antes? Somos acesos e desligados: deixar de ser e não começar a ser é a mesma coisa. Morremos diariamente e, à medida que crescemos, nossa vida diminui; cada momento que passa tira parte dela; tudo o que é passado está perdido; não, dividimos com a morte o próprio instante em que vivemos. Assim como o último grão de areia na ampulheta não mede a hora, mas a encerra; então o último momento que vivemos não inventa a morte, mas a conclui. Há alguns que oram mais fervorosamente pela morte do que nós pela vida; mas é melhor recebê-la com alegria quando ela chega do que apressá-la antes do tempo.

"Mas para que viveríamos mais?" Não para nossos prazeres; para aqueles que provamos repetidamente, até a saciedade: para que não haja nenhum ponto da luxúria que seja novo para nós. "Mas um homem relutaria em deixar seu país e seus amigos para trás"; isto é, ele gostaria que eles fossem primeiro; pois essa é a menor parte de suas preocupações. "Bem; mas gostaria de viver para fazer mais o bem e me desempenhar nas funções da vida"; como se morrer não fosse dever de todo homem que vive. Somos relutantes em abandonar nossos bens; mas nenhum homem nada bem com sua bagagem. Todos nós temos o mesmo medo da morte e ignoramos a vida; mas o que pode ser mais vergonhoso do que ser solícito à beira da segurança? Se a morte deve ser temida a qualquer momento, deve ser temida sempre; mas a maneira de nunca ter medo dela é pensar nela com frequência. De que adianta adiar um pouco o que não podemos evitar? Aquele que morre apenas segue aquele que está morto. "Por que então temos tanto medo daquilo que nos toma tão pouco tempo?" Quão miseráveis são aquelas pessoas que passam suas vidas nas lúgubres apreensões da morte! Pois eles estão cercados por todas as mãos, e a cada minuto com pavor de uma surpresa. Devemos, portanto, olhar à nossa volta, como se estivéssemos em um país inimigo; e considerar nossa última hora, não como um castigo, mas como a lei da Natureza: o medo da morte é uma palpitação constante do coração, e aquele que vence esse terror nunca será perturbado por outro.

A vida é uma navegação; e somos perpetuamente rolados e jogados uns contra os outros; às vezes sofremos naufrágios, mas estamos sempre em perigo e esperando por ele. E o que é isso quando chega, senão o fim de uma jornada ou uma passagem? É uma loucura tão grande temer a morte quanto temer a velhice; não, quanto a temer a própria vida; pois aquele que não deseja morrer não deve viver, visto que a morte é a condição da vida. Além disso, é uma loucura temer uma coisa que é certa; pois onde não há dúvida, não há lugar para o medo.

Ainda estamos repreendendo o destino, e mesmo aqueles que exigem a justiça mais rigorosa entre o homem e outro homem são ainda injustos com a Providência. "Por que tal pessoa foi tirada no auge de sua vida?" Como se fosse o número de anos que torna a morte fácil para nós, e não a resistência da mente. Aquele que viveria um pouco mais hoje não estaria disposto a morrer nem daqui a cem anos. Mas o que é mais razoável: para nós obedecermos à Natureza ou para a Natureza obedecer a nós? Devemos ir finalmente, e não importa o quão cedo. É obra do destino nos fazer viver mais tempo, mas é função da virtude fazer com que uma vida curta seja suficiente. A vida deve ser medida pela ação, não pelo tempo; um homem pode morrer velho aos trinta e jovem aos oitenta: não, o primeiro vive após a morte, e o outro pereceu antes de morrer. Vejo a idade entre os efeitos do acaso. Quanto tempo viverei está nas mãos dos outros, mas está nas minhas próprias o quão bem viverei. O maior espaço de tempo é viver até que o homem seja sábio. Aquele que morre velho não faz mais do que ir para a cama quando está cansado. A morte é a prova da vida, e só ela descobre o que somos e distingue entre ostentação e virtude. Um homem pode contestar, citar grandes autoridades, falar com sabedoria, bufar e ainda ter o coração podre. Mas vamos cuidar de nossos negócios com sobriedade: e uma vez que é incerto quando, ou onde, vamos morrer, vamos procurar a morte em todos os lugares e em todos os momentos:

nunca podemos estudar esse ponto demais, que nunca poderemos vir para experimentar, quer o saibamos ou não. É uma coisa abençoada despachar os negócios da vida antes de morrer e, então, esperar a morte por ter uma vida feliz. É considerado um grande homem aquele que está disposto a morrer quando sua vida é agradável para ele. Uma vida honesta não é um bem maior do que uma morte honesta. Quantos jovens corajosos, por um instinto da Natureza, são levados a grandes ações, e até mesmo ao desprezo de todos os perigos!

É infantil sair do mundo gemendo e lamentando, do mesmo modo que quando entramos nele. Nossos corpos devem ser jogados fora, como a placenta que envolve a criança, sendo o outro apenas o revestimento da alma; iremos então descobrir os segredos da Natureza; as trevas serão discutidas, e nossas almas, irradiadas com luz e glória: uma glória sem sombra; uma glória que nos cercará e de onde olharemos para baixo e veremos o dia e a noite abaixo de nós. Se não podemos erguer nossos olhos para a lâmpada do céu sem nos deslumbrar, o que faremos quando viermos a contemplar a luz divina em seu ilustre original? Essa morte que tanto tememos e rejeitamos não é a determinação, mas o intervalo de uma vida, que voltará novamente. Todas essas coisas, que são a própria causa da vida, são o caminho para a morte: nós a temos como temos a fama; mas é uma grande tolice temer as palavras. Algumas pessoas são tão impacientes com a vida que ainda desejam a morte; mas quem quer morrer não o deseja: antes esperemos pelo prazer de Deus e rezemos pela saúde e pela vida. Se ainda temos desejo de viver, por que iríamos querer morrer? Se desejarmos morrer, podemos fazê-lo sem falar no assunto. Os homens são muito mais decididos no artigo da morte em si do que em suas circunstâncias, pois isso dá ao homem coragem para considerar que seu destino é inevitável: os lentos sinais da morte são o mais problemático para nós; como vemos muitos gladiadores, que sobre suas feridas dirigem a arma do adversário até o próprio coração, embora talvez tímido no combate. Existem alguns que não têm coração para viver ou morrer; esse é um caso triste. Mas disto temos certeza: "o medo da morte é uma escravidão contínua, assim como o desprezo por ela é uma liberdade certa".

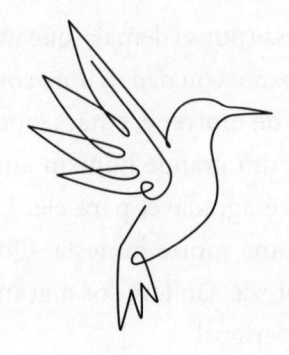

Consolo contra a morte, da Providência e da necessidade dela

Esta vida é apenas um prelúdio para a eternidade, onde devemos esperar outra original e outro estado de coisas; não temos perspectiva do céu aqui, mas a distância; esperemos, portanto, com coragem a nossa última e decretante hora. A última (eu digo) para nossos corpos, mas não para nossas mentes: nossa bagagem abandonamos e voltamos tão nus para fora do mundo como entramos nele. O dia que temermos como nosso último é apenas o dia do nascimento de nossa eternidade; e é o único caminho para isso. De modo que o que tememos como uma rocha prova ser apenas um porto, em muitos casos desejável, jamais recusado; e aquele que morre jovem apenas fez uma viagem rápida. Alguns ficam calmos, outros cortam antes do vento; e vivemos como navegamos: primeiro, apagamos nossa infância de vista; nossa juventude a seguir; e então nossa meia-idade; depois disso, vem a velhice e nos leva ao fim comum da humanidade.

É uma grande Providência termos mais saídas do mundo do que entradas para dele. Nossa segurança está em um ponto, o próprio artigo da morte. Ele atrai muitas bênçãos em um ângulo muito estreito: e, embora o fruto disso não pareça se estender aos mortos, a dificuldade é mais do que compensada pela contemplação do futuro. Não, suponha que todos os negócios deste mundo sejam esquecidos, ou minha memória, traduzida, o que é tudo isso para mim? "Cumpri meu dever." Sem dúvida, aquilo que acaba com todos os outros males não pode ser um grande mal em si, e ainda assim não é fácil para a carne e o sangue desprezarem a vida. E se a morte vier? Se ele não permanece conosco, por que devemos temê-la? Um se enforca por causa de uma amante; outro pula a janela do sótão para evitar um mestre colérico; um terceiro foge e se esfaqueia, em vez de ser trazido de volta. Vemos a força até de nossas fraquezas, e não deveríamos então fazer coisas maiores por amor à virtude? Sofrer a morte é apenas a lei da Natureza; e é um grande conforto que isso possa ser feito apenas uma vez; nas próprias convulsões temos o consolo de que nossa dor está perto do fim e que nos liberta de todas as misérias da vida.

Não sabemos o que é, e seria precipitado condenar o que não entendemos; mas presumimos isso, ou que passaremos para uma vida melhor, onde viveremos com tranquilidade e esplendor, em mansões divinas, ou então retornaremos aos nossos princípios, livres do sentimento de qualquer inconveniente. Não há nada imortal, nem muitas coisas duradouras; de várias maneiras, tudo termina. Que arrogância é então, quando o próprio mundo está condenado à dissolução, que somente o homem espere viver para sempre! É injusto não permitir ao doador o poder de dispor de sua própria generosidade, e uma tolice apenas valorizar o presente. A morte é uma dívida tanto quanto o dinheiro, e a vida é apenas uma jornada em direção a ela: alguns a despacham antes, outros mais tarde, mas todos devemos ter o mesmo ponto final. O raio é, sem dúvida, apenas aquele que atrai até mesmo aqueles que são atingidos por ele a uma veneração.

Uma grande alma não tem prazer em ficar com o corpo: ela considera de onde ele veio e sabe para onde deve ir. Chegará o dia em que separará essa mistura de alma e corpo, de divino e humano; o meu corpo deixarei onde o encontrei, a minha alma restaurarei ao céu, que já estaria lá, se não fosse a obstrução que a mantém abaixo: e além, quantos homens têm estado piores por estar aqui por mais tempo de vida, que teriam morrido com boa reputação, se tivessem sido levados antes! Quantas decepções de jovens esperançosos, que se mostraram homens dissolutos! Além e acima das ruínas, naufrágios, tormentos, prisões, que acompanham a vida longa; uma bênção tão enganosa que, se uma criança estivesse em condições de julgá-la e com a liberdade de recusá-la, não a aceitaria.

O que a Providência tornou necessário, a prudência humana deve cumprir com alegria: como há necessidade da morte, para que a necessidade seja igual e invencível. Nenhum homem tem motivo de reclamação por aquilo que todo homem deve sofrer tanto quanto ele mesmo. Quando devemos morrer, não morreremos, e quando não poderíamos, nós devemos: mas nosso destino está determinado, e inevitável é o decreto. Por que então ficamos tremendo quando chega a hora? Por que não lamentamos não ter vivido mil anos atrás, como também não estaremos vivos mil anos depois? É apenas viajar pela grande estrada e para o lugar para onde todos nós devemos finalmente ir. É apenas submeter-se à lei da Natureza, e àquela sorte que o mundo inteiro sofreu e que se foi antes de nós; e também eles que virão depois de nós. Não, quantos milhares, quando chegar a nossa hora, irão expirar no mesmo momento conosco! Aquele que não seguir será atraído pela força: e não é muito melhor agora fazer aquilo de boa vontade que de outra forma seremos obrigados a fazer, apesar de nossos corações?

Os filhos de pais mortais devem esperar uma posteridade mortal; a morte é o fim do grande e do pequeno. Nascemos indefesos e expostos aos ferimentos de todas as criaturas e de todos os climas. As próprias necessidades da vida são mortais para nós; encontramos nosso destino em nossos pratos, em nossas xícaras e no próprio ar que respiramos; não, nosso próprio nascimento é desfavorável, pois viemos ao mundo chorando e no meio de nossos desígnios, enquanto meditamos grandes questões e estendendo nossos pensamentos para séculos posteriores, a morte nos isola e nosso encontro mais longo é apenas a revolução de uns poucos anos. Um homem morre à mesa; outro vai embora durante o sono, um terceiro nos braços de sua amante, um quarto é apunhalado, outro é picado por uma víbora ou esmagado com a queda de uma casa. Temos vários caminhos para o nosso fim, mas o fim em si, que é a morte, ainda é o mesmo. Quer morramos por uma espada, por um cabresto, por uma poção ou por uma doença, é tudo a mesma morte. Uma criança morre nas fraldas e um velho aos cem, ambos são mortais, embora um morra mais cedo do que o outro. Tudo o que está entre o berço e a sepultura é incerto. Se computarmos os problemas, a vida até de uma criança é longa: se a doçura da passagem, a de um homem velho é curta; o todo é escorregadio e enganoso, e apenas a morte é certa; ainda assim, todas as pessoas reclamam daquilo que nunca enganou ninguém. Senécio passou de um pequeno começo a uma vasta fortuna, sendo muito hábil nas faculdades tanto de ganhar como de guardar, e qualquer uma delas era suficiente para fazer o seu negócio. Ele era um homem infinitamente cuidadoso tanto com seu patrimônio quanto com seu corpo. Ele me fez uma visita matinal (diz nosso autor) e depois dessa visita ele foi embora e passou o resto do dia com um amigo seu que estava muito doente. À noite, ele estava alegre ao jantar, e imediatamente agarrado por uma infecção que o despachou em poucas horas. Este homem que tinha dinheiro em uso em todos os lugares, e no próprio curso e auge de sua prosperidade, foi ceifado. Quão tolo é, então, para um homem lisonjear-se com longas esperanças e fingir que dispõe do futuro: não, o próprio presente escapa por entre nossos dedos, e não há aquele momento que possamos chamar de nosso.

Quão inútil é iniciarmos projetos e dizermos a nós mesmos: "Bem, irei construir, comprar, liberar esses escritórios, resolver meus negócios e depois me aposentar!" Todos nós nascemos com as mesmas baixas, todos igualmente frágeis e incertos quanto ao amanhã. No próprio altar onde oramos pela vida, aprendemos a morrer, vendo os sacrifícios sendo mortos diante de nós. Mas não há necessidade de uma ferida, ou de sondar o coração para procurá-la, quando o laço de uma corda ou o sufocamento de um travesseiro farão o trabalho. Todas as coisas têm suas estações; elas começam, aumentam e morrem. Os céus e a terra envelhecem e são designados para seus períodos.

O que chamamos de morte é apenas uma pausa ou suspensão; e, na verdade, um progresso para a vida, apenas nossos pensamentos olham para baixo, para o corpo, e não para as coisas que estão por vir. Todas as coisas sob o sol são mortais: cidades, impérios, e chegará o tempo em que se questionará onde eles estavam e, talvez, se alguma vez tiveram um ser ou não. Alguns serão destruídos pela guerra, outros por luxúria, incêndio, inundações, terremotos; por que então me incomodaria morrer, como um precursor de uma dissolução universal? Uma grande mente se submete a Deus e sofre de boa vontade o que a lei do universo, de outra forma, fará com que aconteça quando necessário.

Aquele bom velho Bassus (embora com um pé na cova), como ele tem uma mente alegre. Ele vive tendo em vista a morte e contempla seu próprio fim com menos preocupação de pensamento ou semblante do que faria com o de outro homem. É uma lição difícil, e muito tempo aprendemos dela, receber a nossa morte sem problemas, especialmente no caso de Bassus; nas outras mortes há uma mistura de esperança: uma doença pode ser curada, um fogo apagado, uma casa caindo apoiada ou evitada, o mar pode engolir um homem e jogá-lo para cima novamente, um perdão pode interpor-se entre o machado e o corpo, mas no caso da velhice não há lugar para esperança ou intercessão.

Vivamos em nossos corpos, portanto, como se fôssemos alojá-los apenas esta noite e deixá-los amanhã. É o pensamento frequente da morte que deve nos fortalecer contra a necessidade dela. Aquele que se armou contra a pobreza pode, talvez, vir a viver com abundância. Um homem pode fortalecer-se contra a dor e ainda assim viver em um estado de saúde; contra a perda de amigos, e nunca perder nenhum, mas aquele que se fortifica contra o medo da morte certamente terá oportunidade de empregar essa virtude. É o cuidado de um homem sábio e bom olhar por seus modos e ações; e mais quão bem ele vive do que por quanto tempo, pois morrer mais cedo ou mais tarde não é o negócio, mas morrer bem ou doente, pois "a morte nos leva à imortalidade".

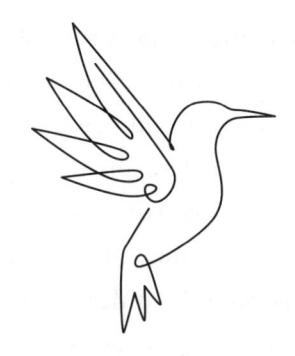

CONTRA A TRISTEZA IMODERADA PELA MORTE DOS AMIGOS

Depois do encontro com a morte em nossos próprios corpos, a calamidade mais sensível para um homem honesto é a morte de um amigo; e não estamos, na verdade, sem alguns exemplos generosos daqueles que preferiram a vida de um amigo à sua; e, no entanto, esta aflição, que por natureza é tão dolorosa para nós, é pela virtude e pela Providência tornada familiar e fácil.

Lamentar a morte de um amigo é natural e justo; um suspiro ou uma lágrima eu permitiria em sua memória, mas nenhuma tristeza profusa ou obstinada. Lamentações clamorosas e públicas não são tanto efeitos do pesar quanto da glória vã. Aquele que fica mais triste acompanhado do que sozinho mostra mais a ambição de sua dor do que a piedade dela. Não, e na violência de sua paixão caem vinte coisas sobre ele que o fazem rir. No longo prazo, o tempo cura tudo, mas era melhor se fosse feito com moderação e sabedoria. Algumas pessoas agem tão bem quando vigiam a si mesmas, como se temessem que sua dor pudesse escapar. A ostentação da dor é muitas vezes mais do que a própria dor. Quando alguém está ao alcance da audição, que gemidos e clamores! Quando estão sozinhos e privados, tudo fica silencioso e quieto: assim que qualquer pessoa se aproxima, eles começam tudo de novo; e eles se jogam sobre a cama; caem e retorcem as mãos e desejam morrer; o que eles poderiam ter executado por si próprios; mas sua tristeza vai embora com a companhia. Abandonamos a Natureza e corremos para as práticas do povo, que nunca foi autor de nada que seja bom. Se o destino pudesse ser forjado pelas lágrimas, eu permitiria que você passasse seus dias e noites em tristeza e luto, arrancando os cabelos e batendo no peito; mas, se o destino for inexorável e a morte mantiver aquele que conquistou, a tristeza não terá propósito. E ainda assim eu não aconselharia insensibilidade e dureza; seria desumanidade, e não virtude, não se comover com a separação de amigos próximos e parentes: agora, em tais casos, não podemos controlar a nós mesmos, não podemos deixar de chorar, e não devemos nos impedir disso, mas não vamos ultrapassar os limites do afeto e correr para a imitação; dentro desses limites, é um pouco mais fácil para a mente.

Um homem sábio dá lugar às lágrimas em alguns casos e não pode evitá-las em outros. Quando alguém é atingido pela surpresa de más notícias, como a morte de um amigo ou algo parecido; ou após o último abraço de um conhecido pelas mãos de um carrasco, ele fica sob a necessidade natural de chorar e tremer. Em outro caso, podemos ser indulgentes com nossa tristeza, como ao se lembrar da conversa ou bondade de um amigo morto, podemos deixar cair lágrimas de generosidade e alegria. Nós favorecemos um e somos vencidos pelo outro; e isso é bom, mas não estamos sob quaisquer condições para forçá-los: eles podem fluir por conta própria, sem derrogar a dignidade de um homem sábio; que ao mesmo tempo preserva sua gravidade e obedece à Natureza. Não, há um certo decoro até no choro; pois o excesso de tristeza é tão tolo quanto o riso descontrolado. Por que não choramos tanto quando nossas árvores, com as quais tínhamos prazer, perdem suas folhas, como pela perda de nossas satisfações; quando a próxima estação as repara, seja com o mesmo verde novamente, ou com outras em seus lugares? Podemos acusar o destino, mas não podemos alterá-lo; pois é duro e inexorável, e não pode ser removido com reprovação ou lágrimas. Eles podem nos levar aos mortos, mas nunca os trará de volta para nós. Se a razão não põe fim às nossas tristezas, o destino nunca o fará: uma pessoa é esmagada pela pobreza; outra, atormentada pela ambição, teme a própria riqueza que cobiçava. Alguém está magoado com a perda de filhos; outro, pela falta deles: de modo que antes queremos lágrimas do que nos importamos com elas; vamos, portanto, poupar aquilo para o qual tanto temos ocasião. Confesso que na própria separação de amigos existe algo de inquietação e dificuldade; mas é mais voluntário do que natural; e é mais o costume do que o sentido que nos afeta: preferimos impor uma tristeza a nós mesmos a nos submeter a ela; como as pessoas choram quando têm companhia, e quando ninguém olha, tudo está bem novamente. Chorar sem medida é loucura, e não chorar de forma alguma é insensibilidade. O melhor temperamento está entre a piedade e a razão; para ser sensato, mas nem fastado, nem atirado ao chão. Aquele que pode parar suas lágrimas e prazeres quando quiser está seguro. É uma infelicidade semelhante ser muito mole ou muito duro: somos dominados por um e colocados para lutar com o outro. Há certa intemperança nessa tristeza que ultrapassa as regras da modéstia; ainda assim, a grande piedade é, em muitos casos, uma dispensa às boas maneiras. A perda de um filho ou de um amigo corta o coração de um homem, e não há como se opor à primeira violência de sua paixão; mas, quando um homem chega uma vez para se entregar totalmente às lamentações, ele deve entender que, embora algumas lágrimas mereçam compaixão, outras chegam a ser ridículas. Uma dor que é recente encontra piedade e conforto, mas quando é inveterada é motivo de riso, pois se torna falsa ou tola. Além disso, chorar excessivamente pelos mortos é uma afronta aos vivos. A causa mais justificável do luto é ver os homens bons chegar ao fim, e a virtude oprimida pela iniquidade do destino. Mas, também neste caso, eles ou sofrem resolutamente, e nos dão prazer em sua coragem e exemplo, ou maldosamente, e assim nos causam menos problemas pela perda. Aquele que morre alegremente, seca minhas lágrimas; e quem morre choramingando não as merece. Eu suportaria a morte de amigos e filhos com a mesma constância que esperaria da minha, e não lamentaria mais uma do que temeria a outra. Aquele que pensa consigo mesmo quantas vezes os amigos se separaram encontrará mais tempo perdido entre os vivos do que com os mortos; e os enlutados mais desesperados são aqueles que menos se importaram com seus amigos quando estavam vivos; pois pensam em resgatar seus créditos, por falta de bondade para com os vivos, por delírios extravagantes com relação aos mortos. Alguns (eu sei) terão a tristeza como apenas o prazer perverso de uma mente inquieta, e as tristezas e prazeres, por serem semelhantes; e há, estou confiante, os que encontram alegria até mesmo em suas lágrimas. Mas o que é mais bárbaro, ser insensível à dor pela morte de um amigo, ou chafurdar por prazer na dor, quando um filho talvez esteja queimando, ou um amigo morrendo? Esquecer um amigo, enterrar sua memória com o corpo, lamentar fora de medida, é tudo desumano. Aquele que se foi não quer que o seu amigo esteja atormentado, ou não sabe que ele assim esteja: se não o sente, é supérfluo; se o sentisse, seria inaceitável para ele. Se a razão não pode prevalecer, a reputação deve; pois o luto imoderado diminui o caráter de um homem: é uma coisa vergonhosa para um homem sábio fazer do cansaço do pesar o remédio para ele. Com o tempo, a dor mais teimosa nos deixará, se por prudência não a deixarmos primeiro.

Mas eu sofro por meu amigo ou por mim mesmo? Por que eu deveria me afligir pela perda daquele que é feliz ou não mais existe? No primeiro caso é a inveja, e no outro é a loucura. Podemos dizer: "O que eu daria para vê-lo novamente e desfrutar de sua conversa! Nunca ficava triste em sua companhia: meu coração batia forte sempre que o encontrava; eu o quero aonde quer que eu vá". Tudo o que deve ser dito é: "Quanto maior a perda, maior é a virtude para superá-la". Se o luto não adianta nada, é uma coisa inútil lamentar; e, se aquilo que aconteceu a um homem permanece para todos, é igualmente injusto reclamar. O mundo inteiro está em marcha para o mesmo ponto; por que não choramos por nós que vamos em seguida, bem como por aqueles que foram primeiro? Por que não lamentamos antecipadamente por aquilo que sabemos que será, e possivelmente não pode deixar de ser? Ele não se foi, mas foi enviado antes. Como há muitas coisas que ele perdeu, há muitas coisas que ele não teme; como raiva, ciúme, inveja, etc. Ele não está mais feliz por nada desejar do que triste pelo que perdeu? Não choramos pelos ausentes, por que então pelos mortos, que efetivamente não são mais alguém? Perdemos uma bênção, mas ainda nos restam muitas; e não devem todas essas satisfações nos apoiar contra uma tristeza?

   O conforto de ter um amigo pode ser tirado, mas não o conforto de ter tido um. Assim como há acidez em algumas frutas, e um amargor em alguns vinhos que nos agradam, há uma mistura na lembrança dos amigos, e a perda de sua companhia é adoçada novamente pela contemplação de suas virtudes. Em alguns aspectos, perdi o que tinha e, em outros, ainda retenho o que perdi. É uma má compreensão da Providência refletir apenas sobre o fato de meu amigo ter sido levado embora, sem nenhuma consideração ao benefício de sua existência ter-me sido proporcionada uma vez. Vamos, portanto, fazer o melhor de nossos amigos enquanto os temos; por quanto tempo iremos mantê-los é incerto. Perdi um filho que era promissor, mas quantos pais se enganaram em suas expectativas! E quantas famílias nobres foram destruídas pela luxúria e brigas! Aquele que chora pela perda de um filho, e se ele tivesse perdido um amigo? E, no entanto, aquele que perdeu um amigo tem mais motivo de alegria por tê-lo conhecido do que de tristeza por ter sido levado embora. Deve um homem enterrar sua amizade com seu amigo? Somos ingratos pelo que já passou, na esperança do que está por vir; como se o que está por vir também não se tornará passado rapidamente. Daquilo que já virou passado, estamos seguros. Podemos receber satisfação, é verdade, tanto do futuro quanto do que já passou; um por expectativa e outro por lembrança; apenas o primeiro pode não acontecer, e é impossível fazer com que o outro não tenha acontecido.

   Mas não há aplicação de consolo para tristeza recente e sangrenta; o próprio discurso irrita e inflama a dor. É como um remédio fora de época para uma doença; quando a primeira violência terminar, será mais tratável e suportará o tratamento. Aquelas pessoas cujas mentes estão enfraquecidas por uma longa felicidade podem ter permissão para gemer e reclamar, mas é diferente com aqueles que viveram em infortúnios. Um longo curso de adversidades tem o lado bom de que, embora incomode um corpo por um longo tempo, acaba nos endurecendo; como um soldado inexperiente se encolhe a cada ferimento e teme mais o cirurgião do que o inimigo; assim como um veterano vê seu próprio corpo cortado e mutilado, com tão pouca preocupação como se fosse o de outro. Com a mesma resolução devemos suportar o choque e a cura de todos os infortúnios; nunca estaremos melhores por nossa experiência, se ainda não aprendemos a ser infelizes. E não há intenção de nos curar com a diversão de esportes e entretenimentos; estamos propensos a ter recaídas; portanto, é melhor superarmos nossa tristeza do que a iludir.

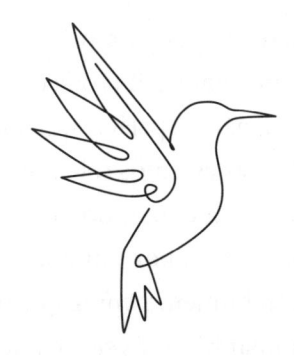

Consolo contra o banimento e a dor física

É uma obra-prima sacar o bem do mal; e, com a ajuda da virtude, transformar infortúnios em bênçãos. "É uma condição triste", você dirá, "para um homem ser impedido de ter a liberdade de seu próprio país". E não é esse o caso de milhares que encontramos todos os dias nas ruas? Alguns por ambição; outros, para negociar, ou por curiosidade, deleite, amizade, estudo, experiência, luxúria, vaidade, descontentamento: uns para exercer suas virtudes, outros seus vícios; e não poucos para prostituir seus corpos ou sua eloquência? Para passar agora de países agradáveis para as piores ilhas; que nunca sejam tão estéreis ou rochosas, que o povo nunca seja tão bárbaro, ou que o clima nunca seja tão intemperante, aquele que é banido para lá encontrará muitos estranhos que vivem lá para seu prazer. A mente do homem é naturalmente curiosa e inquieta; o que não é de admirar, considerando sua divindade original; pois as coisas celestiais estão sempre em movimento: testemunhe as estrelas e as órbitas, que estão perpetuamente se movendo, girando e mudando de lugar e de acordo com a lei e indicação da Natureza. Mas aqui não há bosques, você dirá, nem rios, nem ouro ou pérolas, nem mercadorias para o transporte ou comércio; não, quase sem provisão suficiente para evitar que os habitantes morressem de fome. Está muito certo; aqui não há palácios, grutas artificiais ou materiais para a luxúria e o excesso; mas estamos sob a proteção do Céu; e uma cabana modesta para um retiro vale mais do que o mais magnífico templo, quando essa cabana é consagrada por um homem honesto sob a guarda de sua virtude. Deve algum homem pensar que o banimento é doloroso, quando pode levar tal companhia com ele? Nem há qualquer banimento que renda o suficiente para nossas necessidades, e nenhum reino que seja suficiente para atender às superfluidades. É a mente que nos torna ricos em um deserto; e, se o corpo for mantido vivo, a alma desfruta de todas as felicidades espirituais em abundância. O que significa ser banido de um ponto do solo para outro, para um homem que tem seus pensamentos acima, e pode olhar para frente e para trás, e para onde quiser; e que, onde quer que ele esteja, tem o mesmo assunto para trabalhar? O corpo é apenas a prisão ou o obstáculo da mente, sujeito a punições, roubos, doenças; mas a mente é sagrada e espiritual, e não sujeita a nenhuma violência. É assim, um homem deve querer vestimentas ou cobertas no exílio? O corpo é tão facilmente vestido quanto alimentado; e a Natureza não tornou difícil nada do que fosse necessário. Mas se nada nos servirá a não ser bordados ricos e escarlate, não é culpa do destino que sejamos pobres, mas, sim, nossa própria culpa. Não, suponha que um homem devesse ter restituído completamente de novo tudo o que ele perdeu, não resultará em nada, pois ele desejará mais para satisfazer seus desejos do que antes para suprir suas necessidades. Apetites insaciáveis não são tanto uma sede quanto uma doença.

Para dar novas bases agora; onde está o povo ou nação que não mudou seu lugar de residência? Alguns pelo destino da guerra; outros foram lançados por tempestades, naufrágios ou falta de provisões em costas desconhecidas. Alguns foram forçados ao exterior por pestilência, sedição, terremotos, sobrecarga de pessoas em casa. Alguns viajam para conhecer o mundo, outros para fazer comércio; mas, em suma, é claro que, por alguma razão ou outra, toda a raça humana mudou de lugar; mudaram seus próprios nomes, bem como suas habitações; de modo que perdemos os próprios registros do que eles uma vez foram. Todos esses transportes de pessoas, o que são senão banimentos públicos? O próprio fundador do Império Romano foi um exilado: em resumo, o mundo inteiro foi transplantado, e uma mutação segue o calcanhar de outra. O que um homem deseja revira o estômago de outro; e aquele que hoje me proscreve, ele mesmo será lançado fora amanhã. Temos, entretanto, esse conforto em nosso infortúnio; temos a mesma natureza, a mesma Providência e carregamos nossas virtudes conosco. E essa bênção devemos àquele poder onipotente, chame-o como quiser; ou um Deus, ou uma Razão Incorpórea, um Espírito Divino, ou Destino, e o Curso imutável de causas e efeitos: ele é, no entanto, tão ordenado que nada pode ser tirado de nós, mas o que bem podemos poupar: e aquilo que é muito magnífico e valioso continuará conosco. Aonde quer que vamos, temos os céus sobre nossas cabeças e não mais longe de nós do que estavam antes; e, enquanto pudermos entreter nossos olhos e pensamentos com essas glórias, que importa em que terreno pisemos?

No caso de dor ou doença, apenas o corpo é afetado; pode diminuir a velocidade de um lacaio ou amarrar as mãos de um pedreiro, mas a mente ainda tem liberdade para ouvir, aprender, ensinar, aconselhar e fazer outros bons ofícios. É um exemplo de benefício público um homem que está com dor e é paciente. A virtude pode mostrar-se tão bem na cama quanto no campo; e aquele que alegremente encontra os terrores da morte e a angústia corporal é um homem tão grande quanto aquele que mais generosamente se arrisca em uma batalha. Uma doença, é verdade, priva-nos de alguns prazeres, mas nos proporciona outros. A bebida nunca é tão grata a nós como em uma febre ardente; nem a carne, como quando jejuamos com foco e fome. O paciente pode ser impedido de alguma satisfação sensual, mas nenhum médico nos proibirá dos deleites da mente. Chamaremos qualquer doente de infeliz, porque ele deve abandonar sua intemperança de vinho e gulodice e se submeter a uma dieta de mais sobriedade e menos excessos; e abandonar sua luxúria, que é a doença da mente assim como do corpo? É problemático, eu sei, a princípio, abster-nos dos prazeres aos quais estamos acostumados e suportar fome e sede; mas em pouco tempo perdemos o próprio apetite, e então não é problema ficar sem o que não mais desejamos. Nas doenças existem grandes dores; mas, se forem longas as remissões, elas nos dão alguns intervalos de descanso; se curtas e violentas, ou nos despacham logo, ou se consomem; de modo que ou seus intervalos as tornam toleráveis ou a extremidade as torna curtas. Tão misericordioso é o Deus Todo-Poderoso para conosco que nossos tormentos não podem ser muito fortes e duradouros. As dores mais agudas são aquelas que afetam os nervos, mas há algum conforto nelas também, que rapidamente nos tornarão estúpidos e insensíveis. Nos casos extremos, lembremo-nos dos exemplos mais eminentes de paciência e coragem, e voltemos os pensamentos das nossas aflições à contemplação da virtude. Suponha que seja a pedra, a gota, ou ainda, a própria cremalheira; quantos as suportaram sem sequer um gemido ou palavra falada; sem muito mais do que pedir socorro ou responder a alguma pergunta! Não, eles riram dos algozes sobre a própria tortura e os provocaram a novos experimentos de sua crueldade, das quais eles ainda zombaram. Considero a asma, de todas as doenças, a mais importuna; os médicos chamam isso de meditação da morte, como sendo mais uma agonia do que uma doença; o ataque dura não mais que uma hora, pois ninguém tarda a expirar. Não há três coisas dolorosas na doença: o medo da morte, a dor física e a interrupção dos nossos prazeres? O primeiro deve ser imputado à Natureza, não à doença; pois não morremos porque estamos doentes, mas porque vivemos. Não, a própria doença impediu muitos homens de morrer.

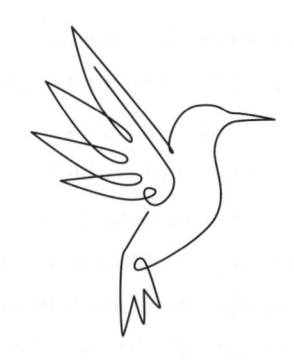

A POBREZA, PARA UM HOMEM SÁBIO, É MAIS UMA BÊNÇÃO DO QUE UM INFORTÚNIO

 Nenhum homem jamais será pobre se depender de si mesmo para o que deseja; e esse é o caminho mais rápido para a riqueza. A Natureza, de fato, terá o que lhe é devido; mas, no entanto, tudo o que está além da necessidade é precário e desnecessário. Não é sua função satisfazer o paladar, mas satisfazer um estômago faminto. O pão, quando o homem tem fome, faz o seu trabalho, e que nunca seja tão grosseiro; e a água, quando ele está sedento; que sua sede seja saciada e a natureza seja satisfeita, não importa de onde venha, ou se ele bebe em ouro, prata ou na palma de sua mão. Prometer riquezas a um homem e ensinar-lhe a pobreza é enganá-lo; mas devo chamar de pobre aquele que nada deseja; embora ele talvez deva isso à sua paciência, em vez de ao seu destino? Ou deve alguém negar que ele se torne rico, cujas próprias riquezas nunca possam ser tiradas? É melhor ter muito ou apenas o suficiente? Aquele que tem muito deseja mais e mostra que ainda não tem o suficiente; mas aquele que tem o suficiente está apaziguado. Deve um homem ser considerado menos rico por não ter aquilo pelo qual pode ser banido? Pelo qual sua própria esposa, ou filho, o envenenará: aquilo que lhe dá segurança na guerra e sossego na paz; que ele possui sem perigo e gasta sem problemas? Nenhum homem pode ser pobre se tiver o suficiente; nem rico, que cobiça mais do que possui. Alexandre, depois de todas as suas conquistas, queixou-se de que queria mais mundos; ele desejava algo mais, mesmo quando ele tinha tudo: e aquilo que era suficiente para a natureza humana não era suficiente para um homem. O dinheiro nunca enriqueceu ninguém; pois quanto mais ele tinha, mais ele ainda cobiçava. O homem mais rico que já viveu é pobre em minha opinião, e em qualquer homem pode ser assim: mas aquele que se mantém no limite da natureza não sente pobreza nem a teme; não, mesmo na própria pobreza existem algumas coisas supérfluas. Aqueles que o mundo chama de felizes, sua felicidade é um falso esplendor, que deslumbra os olhos do homem vulgar; mas nosso homem rico é glorioso e feliz por dentro. Não há ambição na fome ou na sede: que haja comida, e não importa a mesa, o prato e os criados, nem com que carnes a natureza é satisfeita. São os tormentos da luxúria, que mais entopem o estômago do que o satisfazem: trabalham mais para provocar o apetite do que para o aplacar. Não cabe a nós dizer: "Isso não é bonito; isso é comum; o outro ofende meus olhos". A Natureza provê saúde, não delicadeza. Quando a trombeta soa um ataque, o pobre sabe que não estão mirando nele; quando eles gritam fogo, seu corpo é tudo o que ele precisa cuidar; se ele vai fazer uma viagem, não há bloqueio nas ruas e passagem das massas, como um cumprimento de despedida; uma pequena quantidade enche sua barriga e contenta sua mente: ele vive da mão à boca, sem se importar ou temer pelo amanhã. O homem rico equilibrado é apenas sua falsificação; sua inteligência é mais rápida, e seu apetite, mais calmo.

    Nenhum homem acha a pobreza um problema para si, mas aquele que pensa assim; e quem pensa assim agirá assim. Não viaja um homem rico mais à vontade, levando menos bagagem e menos criados? Ele não come muitas vezes tão pouco e tão simples quando está nos campos, como um homem pobre? Ele não se alimenta do solo para seu próprio prazer, às vezes, e para variar usa apenas vasos de barro? Não é ele, então, um louco, que sempre teme o que muitas vezes deseja, e teme aquilo que se deleita em imitar: aquele que deseja conhecer o pior da pobreza, que compare os olhares dos ricos e dos pobres, e descobrirá que o pobre tem uma expressão mais relaxada e um coração mais alegre; ou se algum problema lhe sobrevém, passa como uma nuvem: enquanto no outro, ou seu bom humor é falso, ou sua melancolia é profunda e dolorosa, e pior, porque ele não ousa confessar publicamente seu infortúnio; mas ele é forçado a desempenhar o papel de um homem feliz, mesmo com um câncer no coração. Sua felicidade é apenas personificada; e, se ele fosse despojado de seus ornamentos, ele seria desprezível. Ao comprar um cavalo, tiramos suas roupas e adornos e examinamos sua forma e corpo, com medo de sermos enganados; e devemos estimar um homem por se destacar por sua fortuna e qualidade? Não, se virmos algo de adorno nele, devemos suspeitar que ele tem alguma enfermidade por trás disso. Quem não se contenta com a pobreza não o faria nem na abundância; pois a falha não está nas coisas, mas na mente. Se isso for doentio, remova-o de um canil para um palácio, e ele estará no mesmo ritmo; pois ele carrega consigo sua doença.

O que pode ser mais feliz do que a condição tanto de espírito quanto de fortuna da qual não podemos cair, o que pode ser maior felicidade do que em uma era ambiciosa e planejada, para uma pessoa rude viver segura entre informadores e ladrões? Coloca o pobre na própria condição da Providência, que dá tudo, sem nada reservar para si. Quão feliz é aquele que não deve nada a não ser para si mesmo, e apenas aquilo que pode facilmente recusar ou pagar facilmente! Não considero pobre que tem pouco, mas àquele que cobiça mais, é um bom grau de fartura ter apenas o que é necessário. Seria melhor um homem encontrar saciedade na necessidade ou fome na abundância? Não é o aumento de nossas fortunas, mas a redução de nossos apetites que nos torna ricos.

Por que um homem não pode desprezar as riquezas em seus próprios cofres como as de outro homem, e assim ouvir que elas são suas, em vez de sentir que assim o são, embora seja uma grande questão não ser corrompido simplesmente por tê-las sob o mesmo teto? Ele é o grande homem que é honestamente pobre no meio da abundância; mas ele é o mais seguro que está livre da tentação da abundância e tem menos matéria para o outro cobiçar. Não é grande coisa para um pobre pregar o desprezo pela riqueza, ou para um rico exaltar os benefícios da pobreza, porque não sabemos como um ou outro se comportaria na condição contrária. A melhor prova é fazer isso por escolha, e não por necessidade; pois a prática da pobreza como piada é uma preparação para suportá-la com seriedade; mas ainda é uma disposição generosa para se prover para o pior dos destinos, como o que pode ser facilmente suportado; a premeditação torna-os não apenas toleráveis, mas deliciosos para nós, pois há algo neles sem o qual nada pode ser confortável, ou seja, a segurança. Se não houvesse nada mais na pobreza, que não fosse o conhecimento preciso dos nossos amigos, ainda assim seria uma bênção muito desejável, quando todo homem nos abandona, menos aqueles que verdadeiramente nos amam. É uma pena colocar a felicidade da vida em ouro e prata, para a qual o pão e a água seriam suficientes; ou, na pior das hipóteses, a fome acaba com a fome.

Para a honra da pobreza, que foi o fundamento e a causa do Império Romano; e nenhum homem jamais foi tão pobre, pois ele teve o suficiente para carregá-lo até o fim de sua jornada.

Tudo o que desejo é que minha propriedade não seja um fardo para mim mesmo, nem me torne um fardo para os outros; e esse é o melhor estado da fortuna, quando não é diretamente necessária, nem está longe disso. Uma fortuna medíocre com uma mente gentil nos preservará do medo ou da inveja, que é uma condição desejável, pois nenhum homem deseja poder para fazer o mal. Nunca consideramos a bênção de nada cobiçar e a glória de estarmos plenos de nós mesmos, sem depender da fortuna. Com parcimônia, um pouco é suficiente, e sem ela, nada; ao passo que a frugalidade torna rico um homem pobre. Se perdermos uma propriedade, é melhor que nunca a tenhamos; quem tem menos a perder tem menos a temer, e aqueles a quem a fortuna nunca favoreceu estão mais satisfeitos do que aqueles a quem ela abandonou.

O estado mais cômodo fica entre a pobreza e a abundância. Diógenes entendeu isso muito bem quando se colocou na incapacidade de perder qualquer coisa. Esse curso para a vida é o mais cômodo, pois é seguro e saudável; o corpo não deve ser indulgente para além da saúde, e antes mortificado do que não mantido em sujeição à mente. É necessário prevenir a fome, a sede e o frio; e um pouco para uma cobertura para nos proteger contra outros inconvenientes; mas não importa um alfinete se ele for de turfa ou de mármore: um homem pode ficar tão quente e seco sob um telhado de palha como sob um telhado dourado. Que a mente seja grande e gloriosa, e todas as outras coisas sejam desprezíveis em comparação. "O futuro é incerto, e preferia implorar a mim mesmo para não desejar nada a implorar à Fortuna para me concedê-lo."